DAS MEDITERRANE KOCHBUCH FÜR HEISSLUFTFRITTEUSEN ZUR VORBEUGUNG VON TYP-2-DIABETS

VERWANDELN SIE IHRE GESUNDHEIT MIT EINER KÖSTLICHEN MAHLZEIT

VON

CYNTHIA S. THOMPSON

Inhaltsverzeichnis

EINFÜHRUNG

Ein Mann namens Michael lebte in der geschäftigen Stadt New York, gefangen im Sturm des Alltags. Die Belastungen eines schnelllebigen Lebens waren ihm nicht fremd, da er einen anspruchsvollen Beruf, einen vollen gesellschaftlichen Kalender und den täglichen Stress des Lebens in der Stadt unter einen Hut brachte. Aber ein Problem war größer als alle anderen: sein Kampf gegen Typ-2-Diabetes.

Jahrelang kämpfte Michael darum, seinen Blutzuckerspiegel unter Kontrolle zu bringen. Er probierte viele Diäten, Medikamente und Lebensstiländerungen aus, aber nichts schien eine langfristige Linderung zu bringen. Jeder Tag fühlte sich wie ein harter Kampf an, da er sich mit den ständigen Anforderungen seiner Krankheit und der Angst vor der Zukunft auseinandersetzen musste. Doch an einem schicksalhaften Tag änderte sich alles.

Es war ein schöner Sommernachmittag, als Michael einen Freund aus Kindertagen traf, der alles über die Heilung von Typ-2-Diabetes wusste. Es war nicht das, was er erwartet hatte, und es war nicht die typische Medizin, die er gewohnt war. Die Rezepte und Mahlzeiten der Mediterranean Air Fryer sollten Typ-2-Diabetes vorbeugen.

Michael, mein Vater, war fasziniert von der Aussicht auf eine Lösung für seinen ständigen Kampf, also ging er aufgeregt die Rezepte durch, sein Herz raste vor Hoffnung und Vorfreude. Als er die Rezepte, Essenspläne und Verwandlungsgeschichten las, löste etwas tief in ihm einen Funken aus – ein flüchtiger Blick auf Potenzial, ein Licht der Hoffnung.

Mein Vater eilte mit zitternden Händen nach Hause, seine Gedanken rasten vor Vorfreude und Möglichkeiten. An diesem Abend tauchte er in eine Welt voller brillanter Aromen, nahrhafter Zutaten und verlockender Gerichte ein. Jedes Gericht schien das Versprechen von Heilung, Kraft und Erneuerung zu halten – eine Lebensader in seiner dunkelsten Stunde.

Mit neuer Entschlossenheit und einer Küche voller Zutaten machten sich mein Vater und die ganze Familie auf den Weg zu einer kulinarischen Expedition, die ihresgleichen sucht. Wir hackten, sauteten und fritierten uns durch die Gerichte und genossen jeden Geschmack mit Erstaunen und Dankbarkeit. Und mit jeder Mahlzeit spürte er eine Veränderung – eine subtile, aber tiefgreifende Metamorphose, die in ihm Einzug hielt.

Aus Wochen wurden Monate, und sein Gesundheitszustand begann sich auf eine Weise zu verschlechtern, mit der er nie gerechnet hätte. Sein Blutzuckerspiegel stabilisierte sich, sein Energieniveau schoss in die Höhe und das Gewicht, das so lange auf ihm lastete, begann zu verschwinden. Er fühlte sich lebendiger, lebendiger und kraftvoller als je zuvor.

Das wahre Wunder geschah, als Michael zu seiner Routineuntersuchung bei seinem Arzt ging. Als er besorgt im Wartebereich saß, musste er darüber nachdenken, ob diese Rezepte und Abendessen tatsächlich die Lösung waren, nach der er suchte.

Als der Arzt seine Testergebnisse auswertete, huschte ein Lächeln über sein Gesicht, das Freude, Triumph und neu gewonnene Freiheit ausdrückte.

„Du hast es geschafft, Michael", sagte der Arzt, seine Stimme voller Erstaunen und Anerkennung. „Ihre Blutzuckerwerte sind normal. „Ihr Diabetes ist in Remission."

Michaels Augen füllten sich mit Tränen der Dankbarkeit, als er den Ernst der Lage begriff. Entgegen allen Chancen und Erwartungen hatte er seine Gesundheit, sein Leben und seine Identität wiedererlangt. Er hielt meine Hände und flüsterte: „Wir haben es geschafft, und jetzt habe ich die Chance, wieder zu leben."

Und es war alles auf die Kraft mediterraner Rezepte und Gerichte zurückzuführen – ein kulinarisches Meisterwerk, das die Geheimnisse der Heilung einer köstlichen Mahlzeit nach der anderen gelüftet hatte.

Während Michael jetzt über seine Transformationserfahrung nachdenkt, wird mir klar, dass ich dieses Geschenk mit der Welt teilen muss. Denn es gibt Millionen da draußen, die wie mein Vater nach Hoffnung, Heilung und einem Weg nach vorne suchen. Und auf den Seiten dieses Kochbuchs finden sie die Lösung, nach der sie gesucht haben – einen Weg zu Gesundheit, Glück und der Wiedererlangung ihres Lebens.

Lassen Sie dieses Buch eine Quelle der Hoffnung sein, ein Zeugnis für die Kraft der Nahrung als Medizin und eine Erinnerung daran, dass Wunder möglich sind, selbst angesichts von Widrigkeiten. Denn diese Seiten versprechen einen Neuanfang, einen Vorgeschmack auf Transformation und eine endlose Reise der Heilung.

Dies ist nicht nur ein Kochbuch, lieber Leser; Es ist eine Lebensader, eine Straßenkarte und eine Entdeckungsreise.

Es erzählt die Geschichte des Triumphs eines Mannes über die Not und das Versprechen einer besseren, gesünderen Zukunft für uns alle.

Willkommen im Mediterranean Air Fryer Cookbook for Type 2 Diabetes Prevention, in dem jede Mahlzeit ein Fest, jeder Bissen ein Segen und jede Seite ein Schritt in Richtung eines besseren Lebens ist.

Lasst die Reise beginnen.

KAPITEL 1

Was ist Typ-2-Diabetes?

Typ-2-Diabetes ist eine chronische Stoffwechselstörung, die durch einen hohen Blutzuckerspiegel aufgrund einer Insulinresistenz und einer unzureichenden Insulinsynthese gekennzeichnet ist. Im Gegensatz zu Typ-1-Diabetes, bei dem das Immunsystem insulinproduzierende Zellen angreift und zerstört, entwickelt sich Typ-2-Diabetes normalerweise im Erwachsenenalter und hängt mit der Wahl des Lebensstils zusammen.

Ursachen

1. Insulinresistenz: Insulinresistenz oder Zellen, die nicht effizient auf Insulin reagieren, sind ein charakteristisches Merkmal von Typ-2-Diabetes. Insulin, ein von der Bauchspeicheldrüse produziertes Hormon, hilft der Glukose, in die Zellen einzudringen. Wenn Glukose nicht entfernt werden kann, verbleibt sie im Blutkreislauf, was zu einem Anstieg des Blutzuckers führt.

2. Genetische Faktoren: Typ-2-Diabetes hat eine erbliche Komponente. Personen, bei denen die

Erkrankung in der Familie vorkommt, sind einem erhöhten Risiko ausgesetzt. Die Genetik allein bestimmt jedoch nicht die Prävalenz; Lebensstilvariablen spielen eine wichtige Rolle.

3. Lebensstilfaktoren: Eine große Rolle spielen falsche Ernährungsgewohnheiten und ein sitzender Lebensstil. Eine Ernährung mit vielen verarbeiteten Lebensmitteln, Süßigkeiten und schlechten Fetten in Kombination mit mangelnder körperlicher Aktivität erhöht das Risiko, an Typ-2-Diabetes zu erkranken.

Symptome

1. Erhöhter Durst und Appetit: Überschüssige Glukose im Blut führt zu erhöhtem Durst und Hunger, da der Körper versucht, mit dem erhöhten Zuckerspiegel klarzukommen.

2. Häufiges Wasserlassen: Die Nieren leisten Überstunden, um zusätzlichen Zucker über den Urin auszuscheiden, was zu einer erhöhten Häufigkeit des Wasserlassens führt.

3. Müdigkeit: Durch die Insulinresistenz wird den Zellen genügend Glukose zur Energiegewinnung entzogen, was zu chronischer Müdigkeit und Schwäche führt.

4. Verschwommenes Sehen: Ein hoher Blutzuckerspiegel kann die Augenlinse schädigen und zu verschwommenem Sehen führen.

5. Langsame Heilung: Eine diabetesbedingte Immunschwäche kann dazu führen, dass Wunden und Infektionen langsamer heilen.

Vorsichtsmaßnahmen

1. Gesunde Ernährung: Eine ausgewogene und gesunde Ernährung ist unerlässlich. Besonders vorteilhaft ist die mediterrane Ernährung, die Vollkornprodukte, Obst, Gemüse und magere Proteine umfasst. Die Einschränkung verarbeiteter Lebensmittel, Kohlenhydrate und gesättigter Fette trägt zu einem stabilen Blutzuckerspiegel bei.

2. Regelmäßige Bewegung: Körperliche Aktivität steigert die Insulinsensitivität und unterstützt das Gewichtsmanagement. Versuchen Sie, pro Woche mindestens 150 Minuten mäßig intensives Training zu absolvieren.

3. Gewichtsmanagement: Die Aufrechterhaltung eines gesunden Gewichts verringert die Wahrscheinlichkeit einer Insulinresistenz. Selbst eine geringfügige Gewichtsabnahme kann erhebliche Vorteile bringen.

4. Regelmäßige Überwachung: Regelmäßige Blutzuckerkontrollen ermöglichen eine frühzeitige Erkennung und Reaktion. Dies gilt insbesondere für Menschen mit einer Familienanamnese oder anderen Risikofaktoren.

5. Alkohol einschränken und mit dem Rauchen aufhören: Übermäßiger Alkoholkonsum und Rauchen können Diabetes verschlimmern und die Behandlung erschweren. Die Einschränkung oder Vermeidung dieser Substanzen verbessert die allgemeine Gesundheit.

Typ-2-Diabetes ist eine komplexe Erkrankung, die sowohl durch genetische als auch umweltbedingte Faktoren verursacht wird. Ein proaktiver Ansatz, der eine nahrhafte Ernährung, häufige Bewegung, Gewichtskontrolle und Änderungen des Lebensstils umfasst, kann das Risiko, an

Typ-2-Diabetes zu erkranken, erheblich senken und die allgemeine Gesundheit verbessern. Regelmäßige Überwachung und frühzeitiges Eingreifen sind entscheidend für die erfolgreiche Behandlung und Vorbeugung von Problemen im Zusammenhang mit dieser häufigen Stoffwechselerkrankung.

Die Auswirkungen von Typ-2-Diabetes auf Einzelpersonen

Typ-2-Diabetes hat erhebliche und weitreichende Auswirkungen auf viele Aspekte der Gesundheit und des Wohlbefindens eines Menschen. Abgesehen von den unmittelbaren Auswirkungen eines hohen Blutzuckers wirken sich die langfristigen Auswirkungen dieser chronischen Krankheit auf viele Organsysteme aus und tragen zu einer Vielzahl von Problemen bei.

Eine der schwerwiegendsten Auswirkungen von Typ-2-Diabetes betrifft das Herz-Kreislauf-System. Menschen mit Diabetes haben ein höheres Risiko, Herzerkrankungen zu entwickeln und kardiovaskuläre Ereignisse wie Herzinfarkte und Schlaganfälle zu erleiden. Erhöhte

Blutzuckerwerte tragen zusammen mit anderen Risikofaktoren wie Bluthochdruck und abnormalen Lipidprofilen zum raschen Fortschreiten der Arteriosklerose bei, bei der es sich um eine Verengung und Verhärtung der Arterien handelt. Dies kann zu einer verminderten Blutversorgung wichtiger Organe führen und das Risiko von Herz-Kreislauf-Problemen erhöhen.

Auch die Nieren, die für die Filterung von Abfallstoffen und überschüssiger Flüssigkeit aus dem Blut verantwortlich sind, sind erheblich betroffen. Diabetes ist die Hauptursache für chronische Nierenerkrankungen. Ein anhaltend hoher Blutzuckerspiegel kann die empfindlichen Filtereinheiten in den Nieren schädigen und mit der Zeit zu einer verminderten Nierenfunktion führen. In schweren Fällen kann es zu einer Nierenerkrankung im Endstadium kommen, die eine Dialyse oder eine Nierentransplantation erfordert.

Die Augen sind anfälliger für die Auswirkungen von Typ-2-Diabetes. Diabetische Retinopathie, eine Erkrankung, die zu einer Schädigung der Blutgefäße in der Netzhaut führt, ist die Hauptursache für Blindheit bei Erwachsenen.

Diabetes erhöht auch das Risiko, zusätzliche Augenprobleme wie Katarakte und Glaukom zu bekommen.

Eine weitere häufige Folge ist eine Nervenschädigung oder diabetische Neuropathie. Diese Krankheit kann Taubheitsgefühl, Kribbeln oder Beschwerden in den Extremitäten, insbesondere in den Füßen, verursachen.

Ein Nervenverlust im Laufe der Zeit kann die Koordination und das Gleichgewicht beeinträchtigen und das Risiko von Stürzen und Verletzungen erhöhen.

Diabetes wirkt sich auch auf die Haut aus. Diabetiker entwickeln häufiger Hautinfektionen und leiden unter einer langsamen Wundheilung. Eine schlechte Durchblutung, eine typische Nebenwirkung von Diabetes, verschärft diese Bedenken und erschwert die Heilung und Regeneration geschädigten Gewebes durch den Körper.

Diabetes kann erhebliche Auswirkungen auf die psychische Gesundheit haben. Die kontinuierliche Überwachung des Blutzuckerspiegels, mögliche Folgen und die Auswirkungen auf das tägliche Leben können zu Stress, Sorgen und Verzweiflung führen. Der emotionale

Stress, den das Leben mit einer chronischen Krankheit mit sich bringt, verbunden mit Sorgen um die Zukunft, erfordert eine regelmäßige psychiatrische Behandlung.

Darüber hinaus leiden Menschen mit Diabetes häufiger unter Mundproblemen. Diabetespatienten entwickeln häufiger eine Parodontitis (Zahnfleischerkrankung), die bei unsachgemäßer Behandlung zum Zahnverlust führen kann.

Die Auswirkungen von Typ-2-Diabetes gehen weit über einen hohen Blutzuckerspiegel hinaus. Es hat Auswirkungen auf das Herz-Kreislauf-System, die Nieren, Augen, Nerven, die Haut, die psychische Gesundheit und die Zahngesundheit. Zu einer wirksamen Diabetesbehandlung gehört nicht nur die Regulierung des Blutzuckerspiegels durch Änderungen des Lebensstils und Medikamente, sondern auch die Behandlung und Vorbeugung von Komplikationen. Um die Auswirkungen zu verringern und die Lebensqualität von Menschen mit Typ-2-Diabetes zu verbessern, ist ein umfassender Ansatz erforderlich, der häufige ärztliche Untersuchungen, einen gesunden Lebensstil und kontinuierliche Unterstützung umfasst.

Vorteile der Mittelmeerdiät

Die Mittelmeerdiät, die auf den kulinarischen Traditionen der Länder rund um das Mittelmeer basiert, ist für ihre Vorteile für die allgemeine Gesundheit und das Wohlbefinden bekannt. Diese Ernährungsstrategie konzentriert sich auf vollwertige, nährstoffreiche Lebensmittel und hat für ihre zahlreichen Vorteile Anerkennung gefunden.

Einer der bemerkenswertesten Vorteile ist die Förderung der Herzgesundheit. Die Kombination von herzgesunden einfach ungesättigten Fetten aus Olivenöl und einer Vielzahl von Früchten, Gemüse und Vollkornprodukten senkt nachweislich die Risikofaktoren für Herz-Kreislauf-Erkrankungen. Studien zufolge ist eine mediterrane Ernährung mit niedrigeren Spiegeln des schlechten Cholesterins und einem geringeren Risiko für Herzinfarkte und Schlaganfälle verbunden.

Ein weiterer bemerkenswerter Vorteil ist die Fähigkeit, das Gewicht zu kontrollieren. Im Gegensatz zu restriktiven Diäten legt der mediterrane Ansatz Wert auf gesunde, angenehme Lebensmittel. Die Konzentration auf pflanzliche Lebensmittel, mageres Eiweiß und gesunde Fette fördert das Sättigungsgefühl und hilft so bei der Gewichtskontrolle.

Die Mittelmeerdiät ist besonders vorteilhaft für Menschen, bei denen das Risiko besteht, an Typ-2-Diabetes zu erkranken oder die damit zu kämpfen haben. Die Konzentration der Ernährung auf Vollkornprodukte, Linsen und ballaststoffreiche Lebensmittel hilft, den Blutzuckerspiegel zu kontrollieren. Sein moderater Umgang mit gesunden Fetten fördert die Insulinsensitivität und macht es zu einem hervorragenden Mittel zur Vorbeugung und Kontrolle von Diabetes.

Abgesehen von der kardiovaskulären Gesundheit und dem Diabetes-Management wird die Mittelmeerdiät mit einem geringeren Risiko für mehrere bösartige Erkrankungen in Verbindung gebracht. Die Menge an Antioxidantien in Obst und Gemüse sowie die entzündungshemmenden Eigenschaften von Olivenöl können zum Schutz vor verschiedenen Krebsarten beitragen.

Dieses Ernährungsmuster wurde auch mit einer verbesserten kognitiven Gesundheit in Verbindung gebracht. Studien zufolge ist die Einhaltung einer mediterranen Ernährung mit einer verbesserten kognitiven Funktion und einem geringeren Risiko für neurodegenerative Erkrankungen wie Alzheimer verbunden.

Die Kombination aus Antioxidantien, Omega-3-Fettsäuren und entzündungshemmenden Eigenschaften der Ernährung kann zur Aufrechterhaltung der Gehirnfunktion beitragen.

Die positiven Auswirkungen der Diät erstrecken sich auch auf die Gesundheit des Verdauungssystems, indem sie den regelmäßigen Stuhlgang erleichtern und ein gesundes Darmmikrobiom fördern. Seine entzündungshemmenden Eigenschaften, die auf sein hohes Nährwertprofil zurückzuführen sind, tragen dazu bei, Entzündungen im Körper zu reduzieren.

Insbesondere ist die Mittelmeerdiät mehr als nur eine Reihe von Ernährungsprinzipien; Es ist eine Lebensweise, die die Lebensdauer fördert. Die Lebenserwartung der

Bevölkerung im Mittelmeerraum ist historisch gesehen höher, was vermutlich auf ihre Ernährung zurückzuführen ist.

Die Ernährung wird auch mit der Stimmung und dem psychischen Wohlbefinden in Verbindung gebracht. Die Konzentration auf vollwertige Lebensmittel, insbesondere solche mit einem hohen Anteil an Omega-3-Fettsäuren, kann sich positiv auf die Stimmung auswirken. Darüber hinaus ist der Zusammenhang mit einem geringeren Depressionsrisiko Gegenstand laufender wissenschaftlicher Forschung.

Sich der Mittelmeerdiät zuzuwenden bedeutet mehr als nur den Genuss gesundheitlicher Vorteile; Es bedeutet auch, sich zu einer nachhaltigen und genussvollen Ernährungsweise zu verpflichten. Die Einbeziehung einer Reihe schmackhafter Lebensmittel, Kräuter und Gewürze macht es zu einer genussvollen und kulturell bedeutsamen Ernährungswahl. Die Verwendung frischer, saisonaler Produkte zeugt von einem umweltbewussten und nachhaltigen Ernährungsansatz. Die Mittelmeerdiät ist mehr als nur ein Menü; Es ist eine Lebensweise, die den Körper, den Geist und die kulturelle Beziehung zur Nahrung nährt.

Grundlagen der Mittelmeerdiät

Die Mittelmeerdiät, die auf den kulinarischen Traditionen der Mittelmeeranrainerstaaten basiert, bietet einen bewährten und umfassenden Ernährungsansatz. Dabei handelt es sich nicht nur um eine Reihe von Ernährungseinschränkungen, sondern um einen Lebensstil, der mit mehreren gesundheitlichen Vorteilen verbunden ist. Im Mittelpunkt der Mittelmeerdiät steht der Schwerpunkt auf vollwertigen, minimal verarbeiteten Lebensmitteln, was zu einem Ernährungsmuster führt, das sowohl nahrhaft als auch angenehm ist.

1. Fülle pflanzlicher Lebensmittel: Die mediterrane Ernährung basiert auf einem vielfältigen Angebot pflanzlicher Mahlzeiten. Obst und Gemüse in all ihren schönen Variationen stehen auf der Platte im Mittelpunkt. Diese Lebensmittel sind reich an Vitaminen, Mineralien, Antioxidantien und Ballaststoffen, die alle zur Verbesserung der allgemeinen Gesundheit und des Wohlbefindens beitragen. Sie sind das Rückgrat der

Mahlzeiten und sorgen sowohl für Nährstoffdichte als auch für reichhaltige Aromen.

2. Schwerpunkt auf Vollkorn: Die Mittelmeerdiät legt Wert auf Vollkornprodukte, darunter brauner Reis, Quinoa und Vollkorn. Diese Körner enthalten komplexe Kohlenhydrate, Ballaststoffe und wichtige Mineralien. Vollkornprodukte fördern langfristig das Energieniveau und die Verdauungsgesundheit.

3. Olivenöl liefert gesunde Fette: Die mediterrane Ernährung basiert stark auf Olivenöl. Dieses herzgesunde Fett ist eine gute Quelle für einfach ungesättigte Fettsäuren und Antioxidantien. Sein Zusatz verbessert nicht nur den Geschmack von Lebensmitteln, sondern hat auch mehrere gesundheitliche Vorteile, wie zum Beispiel die Verringerung des Risikos von Herz-Kreislauf-Erkrankungen.

4. Mäßiger Verzehr von Milchprodukten und Fisch: Die Mittelmeerdiät umfasst bescheidene Mengen an Milchprodukten wie griechischem Joghurt und Käse. Darüber hinaus sind Fisch, insbesondere solche mit einem hohen Anteil an Omega-3-Fettsäuren wie Lachs und

Makrele, Grundnahrungsmittel. Diese Formen von magerem Protein tragen dazu bei, das allgemeine Nährstoffgleichgewicht aufrechtzuerhalten.

5. Magere Proteine: Die mediterrane Ernährung umfasst magere Proteinquellen wie Geflügel, Eier und Linsen. Diese Proteine sind für die Muskelreparatur, die immunologische Funktion und die allgemeine Zellgesundheit notwendig. Hülsenfrüchte wie Linsen und Kichererbsen liefern sowohl pflanzliches Protein als auch Ballaststoffe.

6. Frische Kräuter und Gewürze: Die mediterrane Ernährung basiert auf den duftenden und schmackhaften Eigenschaften frischer Kräuter und Gewürze. Diese Komponenten verbessern nicht nur den Geschmack von Gerichten, sondern bieten auch potenzielle gesundheitliche Vorteile. Die mediterrane Küche setzt stark auf Kräuter wie Basilikum, Rosmarin und Oregano sowie Gewürze wie Knoblauch und Kreuzkümmel.

7. Mäßiger Konsum von Rotwein: Rotwein wird häufig in die mediterrane Ernährung aufgenommen, insbesondere zu den Mahlzeiten. Rotwein enthält Antioxidantien, darunter Resveratrol, das möglicherweise herzgesunde Eigenschaften hat. Es ist jedoch wichtig, mit Alkohol vernünftig umzugehen und auf den persönlichen Gesundheitszustand zu achten.

8. Soziale und körperliche Aktivität: Beim mediterranen Lebensstil steht neben dem Essen auch soziale und körperliche Aktivität im Vordergrund. Das gemeinsame Essen mit Familie und Freunden, regelmäßige körperliche Aktivität wie Spazierengehen und ein aktiver Lebensstil sind wichtige Bestandteile. Diese Faktoren tragen zu einem umfassenderen Ansatz für das Wohlbefinden bei.

Praktische Tipps für die Mittelmeerdiät.

1. Konzentrieren Sie sich auf Gemüse: Integrieren Sie farbenfrohes und saisonales Gemüse in Ihre Mahlzeiten. Fügen Sie Gemüse zu Salaten, Suppen und Hauptgerichten hinzu.

2. Wählen Sie Vollkornprodukte: Bevorzugen Sie Vollkornprodukte wie braunen Reis, Quinoa und Vollkorn gegenüber verarbeiteten Produkten. Diese Körner bieten mehr Nährstoffe und Ballaststoffe.

3. Konzentrieren Sie sich auf gesunde Fette: Verwenden Sie Olivenöl als Hauptspeisefett und Salatdressing. Quellen für gesunde Fette sind Nüsse, Samen und Avocados.

4. Verbrauchen Sie magere Proteine: Begrenzen Sie den Verzehr von rotem und verarbeitetem Fleisch, einschließlich Geflügel, Fisch, Linsen und Eiern.

5. Genießen Sie Milchprodukte in Maßen: Verzehren Sie griechischen Joghurt und Käse in Maßen, um Kalzium und Eiweiß zu erhalten. Entscheiden Sie sich nach Möglichkeit für fettarme oder fettfreie Optionen.

6. Kräuter und Gewürze: Experimentieren Sie mit frischen Kräutern und Gewürzen, um Speisen Geschmack zu verleihen, ohne zu viel Salz oder ungesunde Gewürze zu verwenden.

7. Fügen Sie Früchte und Nüsse hinzu: Snacken Sie frisches Obst und Nüsse als nahrhafte und sättigende Alternative. Diese Lebensmittel tragen zum Gesamtreichtum der mediterranen Ernährung bei.

8. Teilen Sie Mahlzeiten für soziale Kontakte:
Mahlzeiten sind mehr als nur eine Nahrungsquelle; Sie bieten auch die Möglichkeit, mit anderen in Kontakt zu treten. Das gemeinsame Essen mit Familie und Freunden verbessert das Gesamterlebnis.

9. Bleiben Sie aktiv: Ergänzen Sie Ihr Programm um häufige körperliche Aktivität. Dies kann Gehen, Reiten oder die Teilnahme an Freizeitsportarten umfassen.

Die Mittelmeerdiät ist mehr als nur eine Reihe von Ernährungsregeln; Es ist eine Lebensweise, die Wert auf vollwertige, nährstoffreiche Nahrung, soziale Bindungen und körperliche Aktivität legt. Seine gesundheitlichen Vorteile gehen über die Prävention chronischer Krankheiten hinaus und umfassen das allgemeine Wohlbefinden, die kognitive Gesundheit und die Lebensdauer. Die Mittelmeerdiät ist mehr als nur eine Art zu essen; Es ist eine Einladung, den Reichtum des Lebens zu genießen, indem man achtsame und gesunde Entscheidungen trifft.

KAPITEL 2

Typ-2-Diabetes vorbeugen

Typ-2-Diabetes, eine chronische Erkrankung, die durch einen hohen Blutzuckerspiegel gekennzeichnet ist, ist zu einem weltweiten Gesundheitsproblem geworden. Die gute Nachricht ist, dass diese Krankheit durch Änderungen des Lebensstils und proaktive Gesundheitsentscheidungen im Wesentlichen vermieden werden kann. Das Verständnis der Risikofaktoren, eine ausgewogene Ernährung, körperliche Aktivität und die Aufrechterhaltung eines gesunden Gewichts sind wichtige Bestandteile einer umfassenden Strategie zur Vorbeugung von Typ-2-Diabetes.

Die Risikofaktoren verstehen

Wissen ist eine wirksame Technik zur Vorbeugung von Typ-2-Diabetes. Das Bewusstsein für die Risikofaktoren kann Menschen dabei helfen, bessere Entscheidungen für ihren Lebensstil zu treffen. Die Genetik spielt eine Rolle, daher sollte jeder, der in der Familie Diabetes hat, sehr vorsichtig sein. Weitere Risikofaktoren sind das Alter (Risiko steigt nach 45) und die ethnische Zugehörigkeit (Afroamerikaner, Hispanoamerikaner, amerikanische Ureinwohner oder asiatische Amerikaner). Darüber hinaus sind Menschen mit einer Vorgeschichte von Schwangerschaftsdiabetes, polyzystischem Ovarialsyndrom (PCOS) oder einer sitzenden Lebensweise besonders gefährdet.

Eine ausgewogene Ernährung einführen

Eine ausgewogene und gesunde Ernährung ist für die Diabetes-Prävention unerlässlich. Die Mittelmeerdiät, die sich auf vollwertige, unverarbeitete Lebensmittel konzentriert, hat außerordentliche Erfolge bei der Senkung des Risikos für Typ-2-Diabetes gezeigt. Diese Diät umfasst eine große Auswahl an Obst und Gemüse, Vollkornprodukten, magerem Eiweiß und gesunden Fetten, insbesondere Olivenöl. Der Schwerpunkt liegt auf nährstoffreichen Lebensmitteln, die konstante Energie liefern und die allgemeine Gesundheit fördern.

fördert eine gesündere Beziehung zu Lebensmitteln und macht langfristige Änderungen des Lebensstils realistischer.

Körperliche Aktivität als Lebensstil

Regelmäßige körperliche Aktivität ist ein wichtiges Instrument zur Diabetes-Prävention. Sport hilft dem Körper, Insulin effektiver zu nutzen, was die Blutzuckerkontrolle verbessert. Streben Sie eine Kombination aus Aerobic-Übungen (z. B. zügiges Gehen, Joggen oder Radfahren) und Krafttraining an. Die Idee besteht darin, Übungen durchzuführen, die die Herzfrequenz und die Muskelkraft steigern. Die Einbeziehung körperlicher Aktivität in die täglichen Aktivitäten, wie z. B. Treppensteigen, Gehen in den Pausen oder das Praktizieren von Yoga, kann sie zu einem nachhaltigeren und angenehmeren Teil des Lebens machen.

Gewichtsmanagement und seine Auswirkungen

Die Aufrechterhaltung eines gesunden Gewichts ist ein wichtiger Aspekt der Diabetes-Prävention. Übergewicht, insbesondere im Bauchbereich, ist stark mit einer Insulinresistenz verbunden. Schon eine geringe Gewichtsabnahme kann dazu beitragen, das Diabetesrisiko zu senken. Eine ausgewogene Ernährung in Kombination mit regelmäßiger körperlicher Aktivität ist der effizienteste Weg, ein gesundes Gewicht zu erreichen und zu halten. Das Setzen realistischer Ziele und die Umsetzung schrittweiser, nachhaltiger Änderungen der Ernährungs- und Bewegungsgewohnheiten tragen dazu bei, den langfristigen Erfolg sicherzustellen.

Reduzierung von zugesetztem Zucker und raffinierten Kohlenhydraten

Der Verzehr von zu viel zugesetztem Zucker und raffinierten Kohlenhydraten kann das Risiko erhöhen, an Typ-2-Diabetes zu erkranken. Diese Verbindungen können zu einem plötzlichen Anstieg des

Blutzuckerspiegels führen. Um Diabetes vorzubeugen, reduzieren Sie Ihre Ernährung mit zuckerhaltigen Getränken, verarbeiteten Lebensmitteln und raffinierten Kohlenhydraten. Entscheiden Sie sich stattdessen für vollwertige, unverarbeitete Lebensmittel, die langanhaltende Energie liefern und reich an Nährstoffen sind.

Optionen für Flüssigkeitszufuhr und gesunde Getränke

Trotz ihrer Bedeutung für die allgemeine Gesundheit wird die Flüssigkeitszufuhr oft unterschätzt. Wenn Sie Wasser als Hauptgetränk wählen, bleiben Sie nicht nur hydriert, sondern können auch Ihren Kalorienverbrauch reduzieren. Zuckerhaltige Getränke wie Limonaden und Fruchtsäfte sollten reduziert werden, da sie mit Gewichtszunahme und einem erhöhten Diabetesrisiko verbunden sind. Kräutertees und aromatisiertes Wasser könnten eine erfrischende Alternative sein.

Stressbewältigung und Schlafhygiene

Stress und Schlafmangel können zu einer Insulinresistenz und einem erhöhten Risiko für Typ-2-Diabetes führen. Die Integration von Stressbewältigungspraktiken wie Achtsamkeit, Meditation oder Yoga in alltägliche Aktivitäten kann sowohl die geistige als auch die metabolische Gesundheit verbessern. Ebenso wichtig ist es, ausreichend und qualitativ hochwertigen Schlaf zu priorisieren. Streben Sie 7–9 Stunden Schlaf pro Nacht an, um die allgemeine Gesundheit zu verbessern und das Diabetesrisiko zu senken.

Regelmäßige Gesundheitsuntersuchungen und Vorsorgeuntersuchungen

Regelmäßige Gesundheitsuntersuchungen und Vorsorgeuntersuchungen sind wichtige Bestandteile der Vorsorge. Die Überwachung von Blutdruck, Cholesterin und Blutzuckerspiegel ermöglicht eine frühzeitige Erkennung und Behandlung. Einzelpersonen

Ernährungstipps zur Vorbeugung von Typ-2-Diabetes

1. Setzen Sie auf Vollwertkost

Konzentrieren Sie sich auf vollwertige, unverarbeitete Lebensmittel mit hohem Nährstoffgehalt. Wählen Sie Vollkornprodukte, frisches Obst und Gemüse für wichtige Vitamine, Mineralien und Ballaststoffe. Diese Lebensmittel haben einen niedrigeren glykämischen Index, was zu einem stabileren Blutzuckerspiegel führt.

2. Wählen Sie „Gesunde Fette".

Wählen Sie herzgesunde Fette, wie sie in Olivenöl, Avocados und Mandeln enthalten sind. Diese Fette steigern das Sättigungsgefühl, fördern die allgemeine Gesundheit und können die Insulinsensitivität verbessern.

3. Priorisieren Sie magere Proteine

Nehmen Sie Geflügel, Fisch, Tofu und Linsen in Ihre Mahlzeiten auf. Protein reguliert den Hunger, stabilisiert den Blutzucker und fördert die Muskelgesundheit.

4. Begrenzen Sie zugesetzten Zucker und raffinierte Kohlenhydrate

Reduzieren Sie die Aufnahme von zugesetztem Zucker und raffinierten Kohlenhydraten, die einen plötzlichen Anstieg des Blutzuckers auslösen können. Wählen Sie stattdessen ganze, unverarbeitete Kohlenhydrate wie braunen Reis und Quinoa.

5. Üben Sie die Portionskontrolle

Achten Sie auf die Portionsverhältnisse, um übermäßiges Essen zu vermeiden. Die Portionskontrolle ist wichtig, um das Gewicht zu kontrollieren und den Blutzuckerspiegel konstant zu halten.

6. Nehmen Sie ballaststoffreiche Lebensmittel zu sich

Ballaststoffreiche Lebensmittel wie Vollkornprodukte, Obst, Gemüse und Hülsenfrüchte tragen dazu bei, den Blutzuckerspiegel auszugleichen und ein Sättigungsgefühl zu erzeugen, was die Gewichtskontrolle unterstützt.

7. Mäßiger Alkoholkonsum

Wenn Sie sich für den Konsum von Alkohol entscheiden, tun Sie dies in Maßen. Für Frauen bedeutet dies normalerweise ein Getränk pro Tag, während

Männer bis zu zwei trinken können. Übermäßiger Alkoholkonsum kann zu einer Gewichtszunahme führen und erhöht das Diabetesrisiko.

8. Bleiben Sie mit Wasser hydratisiert

Machen Sie Wasser zu Ihrem Hauptgetränk. Eine ausreichende Flüssigkeitszufuhr fördert die allgemeine Gesundheit und hilft, die Kalorienaufnahme zu reduzieren, indem zuckerhaltige Getränke vermieden werden.

9. Fügen Sie Kräuter und Gewürze hinzu

Experimentieren Sie mit Kräutern und Gewürzen, um Ihren Gerichten mehr Geschmack zu verleihen, ohne zu viel Salz oder ungesunde Gewürze zu verwenden. Einige Gewürze wie Zimt können sogar die Blutzuckerregulierung verbessern.

10. Planen Sie ausgewogene Mahlzeiten

Bereiten Sie ausgewogene Mahlzeiten mit einer Vielzahl von Kohlenhydraten, Proteinen und gesunden Fetten zu. Dies fördert nachhaltige Energie und deckt den gesamten Nährstoffbedarf.

Die Vorteile einer Typ-2-Diabetes-Diät

1. Blutzuckermanagement

Eine ausgewogene Ernährung bei Typ-2-Diabetes konzentriert sich auf die Kontrolle des Blutzuckerspiegels. Die Wahl von Lebensmitteln mit einem niedrigen glykämischen Index hilft, plötzliche Spitzen zu verhindern und fördert die Stabilität über den Tag hinweg.

2. Gewichtsmanagement

Die Diät legt Wert auf nährstoffreiche, natürliche Mahlzeiten, die Ihnen helfen, sich satt zu fühlen. Dies hilft bei der Gewichtskontrolle oder -abnahme und senkt einen wichtigen Risikofaktor für Typ-2-Diabetes.

3. Herzgesundheit

Eine Ernährung mit vielen herzgesunden Fetten wie Olivenöl und fetthaltigen Meeresfrüchten fördert die Herz-Kreislauf-Gesundheit. Eine Diabetes-Diät führt häufig zu einer Verbesserung der Cholesterin- und Blutdruckwerte.

4. Erhöhte Insulinsensitivität

Die richtige Wahl der Nahrungsmittel kann die Insulinsensitivität erhöhen und es den Zellen ermöglichen, effektiver auf Insulin zu reagieren. Dies ist besonders wichtig für Menschen mit einer Insulinresistenz, die eine typische Vorstufe von Typ-2-Diabetes ist.

5. Reduzierte Entzündungen

Bestimmte Lebensmittel in einer diabetesfreundlichen Ernährung, beispielsweise solche mit einem hohen Gehalt an Omega-3-Fettsäuren und Antioxidantien, können dazu beitragen, Entzündungen im Körper zu reduzieren. Chronische Entzündungen sind mit einer Vielzahl von gesundheitlichen Problemen verbunden, darunter auch Diabetes.

6. Optionen mit hoher Nährstoffdichte

Die Diät fördert nährstoffreiche Lebensmittel und stellt sicher, dass der Einzelne ausreichend Vitamine und Mineralstoffe erhält. Dies ist wichtig für die allgemeine Gesundheit und fördert die zahlreichen Prozesse im Körper.

7. Energiestabilität

Der Verzehr einer ausgewogenen Ernährung, die reich an komplexen Kohlenhydraten, Proteinen und Fetten ist, sorgt für eine gleichmäßige und anhaltende Energie den ganzen Tag über. Dies kann dazu beitragen, die Konzentration und das allgemeine Wohlbefinden zu steigern.

8. Darmgesundheit

Eine Diät zur Behandlung von Typ-2-Diabetes umfasst häufig Lebensmittel, die die Darmgesundheit verbessern. Ballaststoffreiche Mahlzeiten wie Obst, Gemüse und

Vollkornprodukte dienen als Präbiotika und unterstützen gute Bakterien im Magen. Eine gesunde Darmmikrobiota bringt eine Reihe von Vorteilen mit sich, darunter eine bessere Verdauung und immunologische Funktion.

9. Unterstützung für die Nierengesundheit

Diabetes kann Auswirkungen auf die Nierenfunktion haben, daher kann eine diabetesfreundliche Ernährung hilfreich sein. Die Diät fördert die allgemeine Nierengesundheit durch die Regulierung des Blutzuckerspiegels und umfasst nierenfreundliche Lebensmittel, beispielsweise solche mit niedrigem Natriumgehalt und hohem Anteil an Antioxidantien.

10. Mögliche Umkehrung oder Remission

In seltenen Fällen, insbesondere im Frühstadium von Typ-2-Diabetes, kann eine ausgewogene Ernährung in Kombination mit einer Verbesserung des Lebensstils zu einer Remission oder sogar Umkehrung der Krankheit führen. Die allgemeine Gesundheit des Einzelnen kann erheblich von der Behandlung grundlegender Probleme wie Gewicht, Insulinresistenz und Blutzuckerkontrolle profitieren.

11. Erhöhtes Ernährungsbewusstsein

Das Befolgen einer auf Typ-2-Diabetes abgestimmten Diät fördert ein besseres Ernährungswissen. Einzelpersonen lernen, Lebensmitteletiketten zu lesen, zu verstehen, wie sich verschiedene Lebensmittel auf den Blutzuckerspiegel auswirken, und fundierte Essentscheidungen zu treffen. Dieses erhöhte Bewusstsein kann neben der Diabetesbehandlung auch einen guten Einfluss auf die allgemeine Ernährungsauswahl haben.

12. Erhöhte Lebensqualität

Einer der größten Vorteile einer Typ-2-Diabetes-freundlichen Ernährung ist die Möglichkeit einer höheren Lebensqualität. Einzelpersonen können ein aktives und erfülltes Leben führen, indem sie den Blutzuckerspiegel regulieren, die allgemeine Gesundheit verbessern und das Risiko von Problemen senken. Dies kommt nicht nur dem körperlichen Wohlbefinden zugute, sondern auch der emotionalen und geistigen Gesundheit.

KAPITEL 3

Wichtige Lebensmittel und mediterrane Heißluftfritteuse-Rezepte zum Frühstück.

Entdecken Sie die Aromen des Mittelmeers mit einem lebendigen und gesundheitsbewussten Frühstück, das lebenswichtige Zutaten mit der modernen Leichtigkeit einer Heißluftfritteuse kombiniert. Im Mittelpunkt dieses kulinarischen Erlebnisses stehen nahrhafte Vollkornprodukte, die den Reichtum von Hafer mit der Nussigkeit von Quinoa verbinden. Stellen Sie sich eine heiße Schüssel vor, garniert mit frischen Beeren, Mandeln und einem Spritzer goldenem Honig, die eine Symphonie aus Texturen und Aromen schafft, die Ihren Tag mit Energie versorgen wird.

Nutzen Sie die Vielseitigkeit der Heißluftfritteuse, um tiefer in den mediterranen Frühstücksgeschmack einzutauchen. Toasten Sie Vollkornscheiben perfekt für einen köstlichen Crunch, der perfekt zu cremigen Avocadoscheiben passt. Verleihen Sie dieser einfachen, aber sättigenden Kombination mit sonnengetrockneten Tomaten, zerbröckeltem Feta und nativem Olivenöl ein wenig mediterranen Charme. Die Heißluftfritteuse verwandelt diese Zutaten in exquisites Toastbrot, das die Essenz der mediterranen Ernährung einfängt.

Für diejenigen, die ein herzhafteres Frühstück mögen, ist die Heißluftfritteuse eine echte Revolution bei der Zubereitung einer mediterran inspirierten Frittata. Kombinieren Sie bauernhoffrische Eier mit verschiedenen bunten Paprikaschoten, Spinat und einer Prise aromatischen Kräutern wie Oregano und Thymian. Die Präzision der Heißluftfritteuse sorgt für eine leichte, lockere Textur und verwandelt diese Frittata in ein herzhaftes Meisterwerk, das an einen mediterranen Tagesanbruch erinnert.

Werfen wir nun einen Blick auf einige einzigartige und köstliche mediterrane Frühstücksrezepte aus der Heißluftfritteuse, die Ihren Morgen mit der Wärme und dem Reichtum der Region erfüllen werden.

1. Mediterrane Frühstücks-Burritos
Lassen Sie einen mediterranen Morgen mit luftgebackenen Frühstücks-Burritos ausklingen. Füllen Sie Vollkorn-Tortillas mit Rührei, sautierten Kirschtomaten, schwarzen Oliven und zerbröckeltem Feta. Die Heißluftfritteuse frittiert die Tortilla perfekt und bewahrt die herzhaften Zutaten für ein praktisches und sättigendes Frühstück auf.

2. Griechisches Joghurtparfait mit luftgebackenem Müsli
Machen Sie ein griechisches Joghurtparfait mit der besonderen Note, indem Sie hausgemachtes, luftfrittiertes Müsli hinzufügen. Haferflocken, Nüsse und Samen vermengen und an der Luft goldbraun frittieren. Mit glattem griechischem Joghurt belegen. Zum Abschluss eine große Menge Honig, frische Beeren und eine Prise Zimt für ein Frühstück, das sich wie ein köstlicher Genuss anfühlt und gleichzeitig nahrhaft bleibt.

3. Mediterranes Shakshuka

Verleihen Sie dem klassischen Shakshuka mit der Heißluftfritteuse eine mediterrane Note. Tomaten, Paprika und Zwiebeln köcheln lassen, bis sie weich sind, dann Eier hinzufügen, um ein leckeres Eintopfgericht zu erhalten. Die Eier werden an der Luft gebraten, bis sie fest werden. Das Ergebnis ist ein fleischiges und würziges Frühstück, das die reichhaltigen und kräftigen Aromen des Mittelmeers widerspiegelt.

4. Luftfrittierte Halloumi-Tomaten-Stapel

Mit der Heißluftfritteuse können Sie Ihr Frühstück verfeinern, indem Sie Halloumi-Käse und köstliche Tomatenscheiben darauf stapeln. Vor dem Luftbraten mit mediterranen Kräutern und Gewürzen würzen, bis der Käse goldbraun ist und die Tomaten karamellisieren. Als leichte und sättigende Frühstücksalternative mit einem Bett aus frischem Rucola servieren.

5. Mit Spinat und Feta gefüllte Pilze

Nutzen Sie die Effizienz der Heißluftfritteuse, um köstliche gefüllte Pilze zuzubereiten. Spinat, Feta und

Semmelbrösel mischen, dann die Pilzkappen einpacken und an der Luft braten, bis sie braun und aromatisch sind. Diese mundgerechten Köstlichkeiten sorgen mit jedem Bissen für einen Hauch mediterraner Aromen und sind somit eine ideale Ergänzung zum Frühstück oder Snack.

6. Luftfrittierte Oliven- und Kräuter-Scones

Backen Sie köstliche Oliven-Kräuter-Scones in der Heißluftfritteuse. Die Mischung aus Kalamata-Oliven, frischen Kräutern und Vollkornmehl ergibt einen mediterranen Genuss. Das Frittieren an der Luft verleiht der Außenseite eine köstliche Knusprigkeit, während das Innere feucht und aromatisch bleibt, sodass es sich ideal zum Servieren mit einer Tasse Kräutertee oder frisch gebrühtem Kaffee eignet.

7. Mediterraner Frühstückswrap mit luftgebratenen Rösti

Gönnen Sie sich morgens ein Sandwich mit einem mediterranen Frühstückssandwich mit luftgebratenen Rösti. Füllen Sie einen Vollkornwrap mit Rührei,

Tomatenwürfeln, Gurke und Tzatziki. Die luftfrittierten Rösti sorgen für eine köstliche Knusprigkeit und machen diesen Wrap zu einer herzhaften Frühstücksoption.

8. Luftfrittierte Zitronen-Kräuter-Scones mit Labneh
Luftfrittierte Zitronen-Kräuter-Scones verleihen Ihrem Frühstück eine pikante Note. Der Zitrusgeschmack, gemischt mit aromatischen Kräutern, passt hervorragend zu cremigem Labneh. Verteilen Sie eine großzügige Portion Labneh auf den Scones und genießen Sie ein mediterran inspiriertes Frühstücksvergnügen, das sowohl erfrischend als auch sättigend ist.

Wenn Sie diese mediterranen Heißluftfritteusen-Rezepte in Ihre Frühstücksroutine integrieren, erhalten Sie nicht nur mehr Geschmack, sondern folgen auch den Grundsätzen einer herzgesunden Ernährung. Diese Meisterwerke verkörpern die Essenz des mediterranen Lebensstils, wobei frische und gesunde Zutaten im Mittelpunkt stehen und eine Morgensymphonie entstehen, die Körper und Seele nährt.

Hauptzutaten und mediterrane Heißluftfritteuse-Rezepte zum Mittagessen

Werten Sie Ihre Mittagsmahlzeit mit einem mediterran inspirierten Mittagessen auf, das lebenswichtige Zutaten mit dem modernen Flair von Heißluftfritteusen verbindet. Ziel dieser kulinarischen Reise ist es, den Nährstoffreichtum der wichtigsten mediterranen Lebensmittel zu nutzen und gleichzeitig die Anpassungsfähigkeit der Heißluftfritteuse zu nutzen, um köstliche, gesundheitsbewusste Mahlzeiten zuzubereiten.

Denken Sie an helle Salate mit nährstoffreichem Gemüse, saftige Proteine, gewürzt mit aromatischen Kräutern und die Knusprigkeit, die durch die Magie der Heißluftfritteuse erreicht wird.

Entdecken Sie die Essenz des mediterranen Mittagessens

Das mediterrane Mittagessen umfasst wichtige Gerichte, die die gastronomische Identität der Region prägen.

Olivenöl mit seinen herzgesunden einfach ungesättigten Fetten dient als Grundlage, verstärkt den Geschmack und trägt zur Gesundheit dieser Mahlzeiten bei. Frisches Gemüse wie Tomaten, Gurken und Paprika sorgen für Farbe und wichtige Nährstoffe.

Zu dieser Diät gehören auch Vollkornprodukte, Linsen, mageres Eiweiß wie Fisch und Huhn sowie duftende Kräuter und Gewürze.

Werfen wir einen Blick auf einige ungewöhnliche und köstliche mediterrane Mittagsrezepte für Heißluftfritteusen, die Tradition und Innovation perfekt verbinden.

1. Luftgebratenes Hähnchen mit Zitronenkräutern

Marinieren Sie Hühnchen in Zitrone, Knoblauch und aromatischen Kräutern, um ein mediterranes Meisterwerk zu schaffen. Die Heißluftfritteuse erzeugt eine schöne, knusprige Oberfläche und macht das Fleisch gleichzeitig saftig und lecker. Für ein ausgewogenes und reichhaltiges Mittagessen servieren Sie es mit Quinoa und einem knackigen Tomaten-Gurken-Salat, beträufelt mit Zitronen-Oregano-Vinaigrette.

2. Falafel-Pita-Taschen mit luftgebratener Aubergine

Machen Sie eine köstliche, mit Falafel gefüllte Pita-Tasche und garnieren Sie sie mit luftgebratenen Auberginenstücken. Die Heißluftfritteuse garantiert eine knusprige Oberfläche der Falafel ohne überschüssiges Öl, was zu einer harmonischen Balance der Texturen führt. Füllen Sie die Pita-Taschen mit frischem Gemüse, Tomaten und einem Klecks Tahini-Sauce für ein nahrhaftes und sättigendes mediterranes Mittagessen.

3. Mediterrane gefüllte Paprika

Die Einbeziehung mediterraner Aromen verleiht den einfachen gefüllten Paprikaschoten eine besondere Note. Machen Sie eine Füllung aus Quinoa, schwarzen Oliven, Kirschtomaten und Feta-Käse. Die gefüllten Paprikaschoten an der Luft frittieren, bis die Schalen gebräunt und der Inhalt durchgegart ist. Dieses Rezept ist eine schöne Kombination aus Texturen und Aromen, die die verschiedenen Komponenten der mediterranen Küche hervorhebt.

4. Zucchini- und Feta-Küchlein an der Luft braten

Luftfrittierte Zucchini- und Feta-Küchlein verleihen Ihrer Mahlzeit eine griechisch inspirierte Note. Geraspelte Zucchini werden mit zerkrümeltem Feta, frischen Kräutern und einer Prise Vollkornmehl zu leckeren, leichten Krapfen vermischt. Die Heißluftfritteuse erzeugt einen goldenen Überzug, wodurch diese Krapfen eine hervorragende Ergänzung zu einem mediterran inspirierten Mittagsbuffet sind.

5. Mediterrane Garnelenspieße mit Tzatziki

Luftfrittierte mediterrane Garnelenspieße verleihen Ihrem Mittagessen einen Hauch von Küste. Marinieren Sie die Garnelen in Olivenöl, Knoblauch, Zitrone und verschiedenen Kräutern, bevor Sie sie perfekt an der Luft frittieren. Servieren Sie diese köstlichen Garnelenspieße mit einer Beilage hausgemachtem Tzatziki für ein proteinreiches Mittagessen.

6. Luftgebratene, mit Artischocken und Spinat gefüllte Pilze

Verfeinern Sie Ihre Mahlzeit mit luftgebratenen Pilzen, gefüllt mit einer köstlichen Kombination aus Artischocken und Spinat. Die Heißluftfritteuse schafft die perfekte Mischung aus einer knusprigen Außenseite und einem aromatischen, zartschmelzenden Inneren. Diese gefüllten Pilze sind eine sättigende und nahrhafte Alternative zum Mittagessen.

7. Griechische Salat-Wraps mit luftgebratenem Halloumi

Griechische Salat-Wraps mit luftgebratenem Halloumi sind eine praktische Mittagsalternative, die mediterrane Aromen vereint. Mischen Sie knackigen Salat, Tomaten, Gurken, Oliven und einen Schuss griechisches Dressing. Fügen Sie luftfrittierte Halloumi-Scheiben hinzu, um einen köstlichen Crunch zu erhalten. Diese Wraps sind nicht nur lecker, sondern auch eine einfache Möglichkeit, unterwegs eine mediterrane Mahlzeit zu sich zu nehmen.

8. Luftfrittierte Zitronen-Kräuter-Quinoa-Pastetchen

Luftfrittierte Zitronen-Kräuter-Quinoa-Pastetchen sind eine mediterran inspirierte Variante des herkömmlichen Pastetchens. Die Heißluftfritteuse erzeugt eine goldene, knusprige Kruste und behält gleichzeitig den delikaten Geschmack von Quinoa, Kräutern und Zitrone. Servieren Sie diese Pastetchen auf einem grünen Bett mit einer Prise Tzatziki für eine leichte, aber sättigende Mahlzeit.

9. Luftfrittierte Risotto-Kuchen mit Tomaten und Basilikum

Verwandeln Sie übrig gebliebenes Risotto in köstliche, luftfrittierte Risotto-Kuchen, gewürzt mit sonnengetrockneten Tomaten und frischem Basilikum. Die Heißluftfritteuse frittiert die Außenseite und bildet so einen angenehmen Kontrast zum cremigen Risotto im Inneren. Für eine mediterran inspirierte Mahlzeit mit gemischtem Gemüse servieren.

10. Luftfrittierte griechische Spanakopita-Rollen

Erleben Sie das beliebte griechische Gericht Spanakopita in einer handlichen, luftfrittierten Form. Die in Blätterteig eingewickelte Spinat-Feta-Füllung wird in der Heißluftfritteuse wunderbar knusprig. Diese mundgerechten Leckereien eignen sich ideal für ein mediterran inspiriertes Mittagessen oder als Vorspeise zum Teilen.

Entdecken Sie die gesundheitlichen Vorteile

Abgesehen von den köstlichen Aromen und den einfallsreichen Ansätzen bieten diese mediterranen Heißluftfritteusen-Mittagsrezepte eine Reihe von gesundheitlichen Vorteilen. Die Verwendung von Olivenöl, reichlich Gemüse und magerem Eiweiß steht im Einklang mit herzgesunden Konzepten. Die Heißluftfritteuse sorgt mit ihrem geringen Ölverbrauch und dem effizienten Garvorgang dafür, dass diese Lebensmittel nicht nur lecker, sondern auch gesund sind. Eine mediterran inspirierte Mahlzeit, die aus einfachen Zutaten und einer Heißluftfritteuse zubereitet wird, ist ein

Fest der Geschmäcker, Texturen und gesunden Entscheidungen.

Hauptzutaten und mediterrane Heißluftfritteuse-Rezepte zum Abendessen

Machen Sie eine kulinarische Reise, die den Geist der mediterranen Ernährung mit dem modernen Komfort einer Heißluftfritteuse für ein köstliches kulinarisches Erlebnis verbindet. Genießen Sie bei Sonnenuntergang eine Mahlzeit mit den wichtigsten mediterranen Zutaten, die den Ethos einer gesundheitsbewussten Küche widerspiegelt, ohne auf Geschmack zu verzichten. Der mediterrane Esstisch ist ein Regenbogen aus Farben und Texturen, mit Olivenöl, frischem Gemüse, magerem Eiweiß und aromatischen Kräutern. Lassen Sie sich von der Heißluftfritteuse dabei helfen, diese Komponenten in ein Festmahl zu verwandeln, das nicht nur die Geschmackserlebnisse verführt, sondern auch den herzgesunden Prinzipien des mediterranen Lebensstils entspricht.

Bevor wir uns mit den ungewöhnlichen und köstlichen mediterranen Heißluftfritteusen-Dinner-Rezepten befassen, werfen wir einen Blick auf die Grundzutaten, aus denen diese Küche besteht.

1. Olivenöl

Olivenöl, ein Grundnahrungsmittel der mediterranen Küche, ist mehr als nur ein Kochmedium; es bietet eine geschmackvolle Grundlage. Olivenöl, das reich an einfach ungesättigten Fetten und Antioxidantien ist, verleiht Rezepten eine besondere Tiefe und trägt gleichzeitig zur Erhaltung der Herzgesundheit bei.

2. Frisches Gemüse

Im Mittelpunkt der mediterranen Küche stehen lebendige und nährstoffreiche Gemüsesorten wie Tomaten, Paprika, Gurken, Auberginen und Blattgemüse. Dieses Gemüse enthält eine Vielzahl von Vitaminen, Mineralien und Ballaststoffen.

3. Magere Proteine

Die Mittelmeerdiät legt Wert auf magere Proteine wie Fisch, Geflügel und Linsen. Diese Proteinalternativen liefern wichtige Nährstoffe ohne die übermäßigen gesättigten Fettsäuren, die in rotem Fleisch vorkommen.

4. Vollkorn

Vollkornprodukte wie Quinoa, brauner Reis und Bulgur tragen zum Nährwert mediterraner Gerichte bei. Sie bieten komplexe Kohlenhydrate, Ballaststoffe sowie eine Vielzahl von Vitaminen und Mineralstoffen.

5. Kräuter und Gewürze

Aromatische Kräuter und Gewürze wie Oregano, Thymian, Basilikum und Knoblauch tragen wesentlich zu mediterranen Geschmacksprofilen bei. Diese Zutaten verstärken den Geschmack und die Komplexität von Lebensmitteln und bieten gleichzeitig potenzielle gesundheitliche Vorteile.

Rezepte für ein mediterranes Heißluftfritteuse-Abendessen.

Schauen wir uns nun eine Sammlung ungewöhnlicher und köstlicher Rezepte für ein mediterranes Heißluftfritteuse-Dinner an, die Tradition und Innovation vereinen.

1. Knusprige mediterrane luftfrittierte Falafel

Mit der Heißluftfritteuse können Sie die perfekte Falafel mit einem modernen Touch zubereiten. Eine Mischung aus Kichererbsen, Kräutern und Gewürzen wird in knusprig-goldene Köstlichkeiten verwandelt, ohne dass übermäßig viel Öl benötigt wird. Servieren Sie die Falafel mit Tahinisauce, frischen Tomaten und Gurken für ein sättigendes und proteinreiches Abendessen.

2. Luftgebratener Zitronen-Kräuter-Lachs

Verfeinern Sie Ihr Abendessen mit luftgebratenem Zitronen-Kräuter-Lachs. Marinieren Sie den Lachs in Zitrone, Knoblauch und mediterranen Kräutern, bevor Sie ihn perfekt an der Luft frittieren. Die Heißluftfritteuse sorgt für eine flockige und köstliche Oberfläche und behält gleichzeitig die Saftigkeit des Lachses bei. Für ein komplettes Abendessen mit Quinoa und geröstetem Gemüse servieren.

3. Griechisch inspirierte luftfrittierte gefüllte Paprika

Luftfrittierte klassische gefüllte Paprika mit griechischem Touch. Paprika mit Quinoa, Feta, Oliven und Kirschtomaten füllen. Die Paprika an der Luft frittieren, bis sie weich und die Füllung durchgegart ist. Diese gefüllten Paprikaschoten sind nicht nur körperlich atemberaubend, sondern auch ein köstlicher Vertreter mediterraner Aromen.

4. Luftgebratener Auberginen-Parmesan

Bereiten Sie mit der Heißluftfritteuse eine leichtere Version des klassischen Auberginen-Parmesan zu. Panierte Auberginenscheiben werden an der Luft knusprig gebraten, dann mit Marinara-Sauce und Mozzarella-Käse belegt und schließlich an der Luft gebraten, um den Käse zu schmelzen. Das Endergebnis ist ein schmackhaftes und genussvolles Abendessen, bei dem auf unnötiges Öl verzichtet wird, das mit herkömmlichen Brattechniken verbunden ist.

5. Mediterrane Hähnchenspieße mit Tzatziki

Genießen Sie den Zauber des Mittelmeers mit luftgebratenen Hähnchenspießen. Marinieren Sie die Hähnchenstücke vor dem Luftbraten in Olivenöl, Zitrone, Knoblauch und Kräutern, um ein saftiges und schmackhaftes Ergebnis zu erzielen. Servieren Sie diese Spieße mit einer Beilage hausgemachter Tzatziki-Sauce für eine köstliche, proteinreiche Mahlzeit.

6. Luftfrittierte gefüllte Pilze nach griechischer Art

Luftfrittierte gefüllte Pilze nach griechischer Art werden Ihren Esstisch zu etwas Besonderem machen. Mischen Sie Spinat, Feta-Käse und mediterrane Kräuter zu einer köstlichen Füllung. An der Luft braten, bis die Pilze weich und die Füllung gebräunt sind. Diese mundgerechten Köstlichkeiten eignen sich hervorragend als Vorspeise oder Beilage.

7. Mediterrane Veggie-Burger-Patties

Kreieren Sie mit der Heißluftfritteuse eine mediterrane Variante des einfachen vegetarischen Burgers. Kreieren Sie leckere Pastetchen, indem Sie Kichererbsen, geröstete rote Paprika und verschiedene Kräuter und Gewürze kombinieren. An der Luft goldbraun frittieren und dann auf Vollkornbrötchen mit frischem Salat, Tomaten und einer Prise Tzatziki servieren – eine sättigende, pflanzliche Mahlzeit.

8.   Luftfrittierte   Zitronen-Kräuter-Artischockenherzen

Verfeinern Sie Ihr Abendessen mit luftgebratenen Zitronen- und Kräuter-Artischockenherzen. Geben Sie die Artischockenherzen in eine Marinade aus Olivenöl, Zitrone, Knoblauch und Kräutern und lassen Sie sie an der Luft knusprig frittieren. Diese leckeren Artischockenherzen eignen sich hervorragend als Beilage oder Ergänzung zu Salaten und Nudelgerichten.

9. Luftfrittierter mediterraner Quinoa-Salat

Ein luftgebratener mediterraner Quinoa-Salat sorgt für ein leichtes und erfrischendes Abendessen. Kombinieren Sie gekochte Quinoa, Kirschtomaten, Gurken, Oliven, Feta-Käse und Zitronen-Oregano-Dressing. Frittieren Sie den Feta an der Luft, bis er eine leicht goldene Kruste hat, die diesem farbenfrohen Salat eine köstliche Textur verleiht.

10. Knusprige, luftfrittierte Zitronen-Kräuter-Calamari

Knusprige, luftfrittierte Zitronen-Kräuter-Calamari entführen Ihren Gaumen an die Mittelmeerküste. Marinieren Sie Calamariringe in einer Kombination aus pikanter Zitrone, Knoblauch und Kräutern, bevor Sie sie an der Luft frittieren, bis sie goldbraun und zart sind. Servieren Sie es mit einer Beilage Tzatziki für ein köstliches Abendessen mit Meeresfrüchten.

Gesundheitsvorteile mediterraner Heißluftfritteuse-Abendessen

1. Reduzierter Ölgehalt

Die effiziente Kochmethode der Heißluftfritteuse macht unnötiges Öl überflüssig und macht mediterrane Abendessen in der Heißluftfritteuse zu einer herzgesunden Wahl. Es sorgt für den Genuss knuspriger Texturen, ohne auf den Nährwert zu verzichten.

2. Nährstofferhaltung

Durch das Luftfrittieren bleibt die Nährstoffzusammensetzung der Produkte erhalten und gewährleistet, dass die in mediterranen Grundnahrungsmitteln enthaltenen Vitamine, Mineralien und Antioxidantien intakt bleiben. Dies fördert das allgemeine Wohlbefinden und unterstreicht den Schwerpunkt der Mittelmeerdiät auf Gesundheit.

3. Magere Proteinquellen

Luftfrittierte mediterrane Abendessen enthalten häufig magere Proteinquellen wie Fisch und Geflügel. Diese Proteinoptionen stehen im Einklang mit dem Schwerpunkt der Mittelmeerdiät auf der Aufrechterhaltung eines gesunden Gleichgewichts bei gleichzeitiger Aufnahme ausreichender Mengen wichtiger Nährstoffe. Magere Proteine fördern die Muskelgesundheit und das allgemeine Sättigungsgefühl.

4. Reichlich frisches Gemüse

Die hier enthaltenen mediterranen Abendessenrezepte umfassen eine lebendige Vielfalt an frischem Gemüse und gewährleisten eine breite Palette an Vitaminen, Mineralien und Antioxidantien. Durch die Effizienz der Heißluftfritteuse bleiben die Lebendigkeit und die Nährstoffintegrität dieses Gemüses erhalten, was zu einer köstlichen und gesundheitsbewussten Ergänzung des Esstisches führt.

5. Ausgewogene Makronährstoffe

Mediterrane Heißluftfritteuse-Abendessen enthalten Kohlenhydrate aus Vollkornprodukten, mageres Eiweiß und gesunde Fette aus Olivenöl. Diese ausgewogene Strategie fördert langfristig das Energieniveau und sorgt gleichzeitig für ein angenehmes und nahrhaftes Essenserlebnis.

6. Herzgesundes Olivenöl

Die Verwendung von Olivenöl, einem Grundnahrungsmittel der mediterranen Küche, ist in luftgebratenen Speisen gut aufgehoben. Die einfach ungesättigten Lipide des Olivenöls fördern die Herzgesundheit und verleihen dem Geschmacksprofil eine besondere Fülle. Die Heißluftfritteuse ermöglicht eine präzise Anwendung und gewährleistet die Vorteile von Olivenöl ohne übermäßigen Gebrauch.

7. Vollkorn für nachhaltige Energie

Vollkornprodukte, ein Grundnahrungsmittel der mediterranen Küche, liefern komplexe Kohlenhydrate, die nach und nach Energie freisetzen. Dies sorgt für ein kontinuierliches Energieniveau und macht diese Abendessen nicht nur köstlich, sondern auch perfekt, um den ganzen Abend über energiegeladen zu bleiben.

8. Aromatische Kräuter und Gewürze

Die aromatischen Kräuter und Gewürze, die bei mediterranen Heißluftfritteuse-Abendessen verwendet werden, sorgen nicht nur für Geschmack, sondern haben auch erhebliche gesundheitliche Vorteile. Zutaten wie Oregano, Basilikum, Knoblauch und Thymian sind reich an Antioxidantien und entzündungshemmenden Chemikalien, die die allgemeine Gesundheit fördern.

Planen Sie ein mediterran inspiriertes Dinner-Erlebnis

Das mediterrane Erlebnis einer Heißluftfritteuse geht über die spezifischen Rezepte hinaus. Es zelebriert frisches, gesundes Essen, sorgfältige Zubereitung und die Freude, köstliche Mahlzeiten mit Ihren Lieben zu teilen. Erwägen Sie, diese Abendessen in Ihre wöchentliche Routine aufzunehmen, um die reichen Aromen des Mittelmeers zu genießen und gleichzeitig die gesundheitlichen Vorteile dieser bekannten kulinarischen Tradition zu genießen.

Wenn Sie mit diesen Rezepten experimentieren, können Sie sie jederzeit an Ihre Vorlieben und Ernährungsbedürfnisse anpassen. Die Anpassungsfähigkeit der Heißluftfritteuse fördert Kreativität und Experimentierfreudigkeit und ermöglicht es Ihnen, diese Rezepte an Ihre Vorlieben anzupassen und gleichzeitig der Essenz der mediterranen Küche treu zu bleiben.

Von knusprigen Falafel bis hin zu köstlichem Zitronen- und Kräuterlachs – jedes Rezept unterstreicht die harmonische Kombination wichtiger mediterraner Zutaten und der modernen Methode des Heißluftfrittierens. Diese Abendessen decken ein breites Spektrum an Geschmäckern und Ernährungsvorlieben ab, von leichten und erfrischenden Quinoa-Salaten bis hin zu den reichen Aromen von Auberginen-Parmesan.

Genießen Sie diese mediterranen Heißluftfritteusen-Dinner und verkörpern Sie dabei den aufmerksamen und gesundheitsbewussten Ethos des mediterranen Lebensstils. Teilen Sie diese Mahlzeiten mit Familie und Freunden, um am Esstisch ein Gemeinschaftsgefühl zu schaffen. Dadurch stärken Sie nicht nur Ihren Körper, sondern auch die Bindungen, die das Esserlebnis wirklich einzigartig machen.

Snack-Rezepte mit wichtigen Lebensmitteln und einer mediterranen Heißluftfritteuse.

Verleihen Sie Ihrem Snack-Angebot einen mediterranen Touch, indem Sie die Essenz von Grundnahrungsmitteln mit dem modernen Flair einer Heißluftfritteuse kombinieren. Die Mittelmeerdiät, die für ihre herzgesunden Prinzipien bekannt ist, legt Wert auf die Verwendung von Olivenöl, frischem Gemüse, magerem Eiweiß und Vollkornprodukten. In dieser Untersuchung mediterraner Heißluftfritteuse-Snacks werfen wir einen Blick auf eine Vielzahl ungewöhnlicher und köstlicher Gerichte, die nicht nur Ihre Wünsche erfüllen, sondern auch die gesundheitsbewusste Einstellung mediterraner Lebensmittel widerspiegeln.

Hauptzutaten für mediterrane Snacks

Bevor wir uns in das köstliche Reich der mediterranen Heißluftfritteusen-Snacks begeben, werfen wir einen Blick auf die wichtigsten Lebensmittel, die die Grundlage dieser bekannten kulinarischen Tradition bilden.

1. Olivenöl

Olivenöl spielt in der mediterranen Küche eine zentrale Rolle. Es ist reich an einfach ungesättigten Fetten und Antioxidantien, die ihm nicht nur einen besonderen Geschmack verleihen, sondern auch die Herzgesundheit fördern.

2. Frisches Gemüse

Tomaten, Paprika, Gurken und Oliven sind beliebte Gemüsesorten, weil sie farbenfroh und nahrhaft sind. Dieses Gemüse bietet eine vielfältige Auswahl an Vitaminen, Mineralien und Ballaststoffen.

3. Mageres Protein

Magere Proteine wie Fisch, Huhn und Linsen sind ideale Proteinquellen. Diese Optionen liefern wichtige Nährstoffe ohne die übermäßigen gesättigten Fettsäuren, die in rotem Fleisch vorkommen.

4. Vollkorn

Vollkornprodukte wie Quinoa, Bulgur und Vollkorn tragen zum Nährwert mediterraner Snacks bei. Dazu gehören komplexe Kohlenhydrate, Ballaststoffe sowie eine Vielzahl von Vitaminen und Mineralstoffen.

5. Kräuter und Gewürze

Eine entscheidende Rolle spielen aromatische Kräuter und Gewürze wie Oregano, Thymian, Basilikum und Knoblauch. Diese Zusatzstoffe verstärken den Geschmack und die Komplexität von Lebensmitteln und bieten gleichzeitig potenzielle gesundheitliche Vorteile.

Mediterranes Heißluftfritteusen-Snack-Rezept

Werfen wir einen Blick auf einige kreative und köstliche Ideen für mediterrane Heißluftfritteusen-Snacks, die wichtige Zutaten in Gourmet-Häppchen verwandeln.

1. Knusprig luftfrittierte Kichererbsen

Die Heißluftfritteuse kann einfache Kichererbsen in einen knusprigen, proteinreichen Snack verwandeln. Kichererbsen mit Olivenöl und einer mediterranen Gewürzmischung aus Kreuzkümmel, Paprika und Knoblauchpulver vermengen. Luftbraten, bis es braun und knusprig ist, für einen köstlichen und süchtig machenden Snack.

2. Luftgebratene, mit Feta gefüllte Oliven

Füllen Sie die Oliven mit Feta-Käse und braten Sie sie an der Luft, bis sie warm und leicht geschmolzen sind. Die Kombination aus salzigen Oliven und cremigem Feta ergibt einen raffinierten und herzhaften Biss.

3. Mediterrane Gemüsechips

Machen Sie mit der Heißluftfritteuse einen bunten Regenbogen aus Gemüsechips. Zucchini, Süßkartoffeln und Rüben in dünne Scheiben schneiden, mit Olivenöl beträufeln und an der Luft knusprig frittieren. Für einen nährstoffreichen und sättigenden Snack mit einem Teelöffel Meersalz und Ihren mediterranen Lieblingskräutern bestreuen.

4. Luftfrittierte Halloumi-Häppchen

Genießen Sie knusprige Halloumi-Häppchen mit der Heißluftfritteuse. Halloumi-Käse würfeln, mit einer kleinen Schicht Olivenöl bestreichen und an der Luft braten, bis er außen braun und knusprig ist, während er innen noch klebrig ist. Für einen leckeren Snack mit einer Beilage Tzatziki servieren.

5. Griechisch inspirierte Spanakopita-Rollen

Kreieren Sie luftfrittierte Brötchen, um der traditionellen Spanakopita eine moderne Note zu verleihen. Füllen Sie den Filoteig mit Spinat, Feta und Kräutern, rollen Sie ihn dann auf und frittieren Sie ihn an der Luft, bis er goldbraun und knusprig ist. Diese mundgerechten Köstlichkeiten liefern den Geschmack eines typisch griechischen Gerichts in einem kompakten Snackformat.

6. Luftgebratener Zitronen-Kräuter-Artischocken-Dip

Geben Sie dem Original-Artischocken-Dip Zitrone und mediterrane Kräuter hinzu, um ihn noch besser zu machen. An der Luft braten, bis der Dip braun wird und einen schönen Kontrast zum cremigen Inneren bildet. Servieren Sie es mit Pita-Chips oder Gemüsesticks zu einem beliebten und leckeren Snack.

7. Mit Quinoa und Feta gefüllte Pilze

Füllen Sie die Pilze mit gekochtem Quinoa, Feta-Käse und mediterranen Kräutern und braten Sie sie anschließend an der Luft, bis sie zart und goldbraun sind. Diese mundgerechten Leckereien unterstreichen auf köstliche Weise den Nährwert mediterraner Zutaten.

8. Tomaten-Oliven-Bruschetta an der Luft braten

Verwandeln Sie die einfache Bruschetta in einen knusprigen, luftfrittierten Genuss. Gewürfelte Tomaten, Kalamata-Oliven, Knoblauch und frisches Basilikum in Olivenöl vermengen. Geben Sie die Mischung auf Vollkorn-Baguettescheiben und frittieren Sie sie an der Luft, bis die Ränder braun sind. Jeder knusprige Bissen dieser Bruschetta-Stücke verströmt einen Hauch mediterraner Aromen.

9. Gläser mit griechischem Joghurt und Honigparfait

Bereiten Sie einen gesunden und erfrischenden Snack mit griechischem Joghurt, Honig und einer Auswahl an mediterran inspirierten Belägen zu. In kleinen Gläsern griechischen Joghurt, frische Beeren, eine Prise Honig und zerbröselte Nüsse vermischen. Für mehr Geschmack und Knusprigkeit rösten Sie die Nüsse in einer Heißluftfritteuse.

10. Luftfrittierte Za'atar-Pita-Chips

Streuen Sie Za'atar-Gewürz auf Fladenbrot, um verführerische Chips zuzubereiten. Fladenbrot in Dreiecke schneiden, mit Olivenöl beträufeln, mit Za'atar würzen und an der Luft knusprig frittieren. Diese köstlichen Chips eignen sich ideal zum Dippen in Hummus und anderen mediterran inspirierten Aufstrichen.

Gesundheitsvorteile mediterraner Heißluftfritteuse-Snacks

1. Mäßigung beim Ölverbrauch

Luftfrittieren ermöglicht einen kontrollierten Ölverbrauch, wodurch die herzgesunden Vorteile von Olivenöl erhalten bleiben und gleichzeitig gesättigte Fette reduziert werden. Diese Mäßigung fördert das allgemeine Wohlbefinden und steht im Einklang mit dem Fokus der Mittelmeerdiät auf gesunde Fette.

2. Nährstofferhaltung

Luftfrittieren schützt den Nährwert der Bestandteile, einschließlich der Vitamine, Mineralien und Antioxidantien, die in essentiellen mediterranen Lebensmitteln enthalten sind. Dies garantiert einen hervorragenden Geschmack der Snacks und trägt gleichzeitig zu einer nährstoffreichen Ernährung bei.

3. Ausgewogenes Nährstoffprofil

Mediterrane Heißluftfritteusen-Snacks haben ein ausgewogenes Makronährstoffprofil mit gesunden Fetten aus Olivenöl, Eiweiß aus Kichererbsen und Feta sowie komplexen Kohlenhydraten aus Vollkorn und Gemüse. Dieses ausgewogene Profil steigert das Energieniveau und hilft bei der Zubereitung angenehmer und nahrhafter Snacks.

4. Höherer Ballaststoffgehalt

Viele mediterrane Snacks in diesem Sortiment, darunter Kichererbsen und Gemüse, sind reich an Ballaststoffen. Ballaststoffe steigern das Sättigungsgefühl, unterstützen die Verdauung und fördern die allgemeine Darmgesundheit. Die Aufnahme von Ballaststoffen in Snacks fördert das Sättigungsgefühl und den Genuss.

5. Reich an Antioxidantien

Mediterrane Heißluftfritteusen-Snacks enthalten einen hohen Anteil an Antioxidantien aus Kräutern, Gewürzen und buntem Gemüse. Diese Substanzen bekämpfen oxidativen Stress und Entzündungen im Körper und fördern so die langfristige Gesundheit.

6. Vielseitig und kreativ

Die Anpassungsfähigkeit der Heißluftfritteuse bietet Benutzern mehr kreative Optionen für die Zubereitung von Snacks. Durch das Mischen verschiedener mediterraner Zutaten können Menschen eine breite Palette an Geschmacksrichtungen und Texturen genießen und gleichzeitig den gesundheitsbewussten Prinzipien des mediterranen Lebensstils folgen.

Hier sind einige Ideen, um Ihr Esserlebnis zu verbessern

1. Kombination mit Dips: Kombinieren Sie Ihre mediterranen Snacks aus der Heißluftfritteuse mit einer Auswahl an Dips. Klassische Dips wie Tzatziki, Hummus und Baba Ganoush passen gut zu knusprigen Kichererbsen, gefüllten Oliven und Halloumi-Snacks. Diese Kombinationen steigern den Genuss und ergeben eine sättigende Snackplatte.

2. Snackschalen zubereiten: Kombinieren Sie luftfrittierte Speisen zu verschiedenen Schüsseln. Knusprige Kichererbsen, vegetarische Chips, gefüllte Pilze und mit Feta gefüllte Oliven sorgen für eine farbenfrohe und ansprechende Präsentation. Für einen Hauch mediterraner Authentizität mit frischen Kräutern oder einem Tropfen Olivenöl bestreuen.

3. Gewürzvariationen: Experimentieren Sie mit Gewürzmodifikationen, um Snacks Ihrem Geschmack anzupassen. Ob es sich um eine Prise Za'atar, eine Prise geräuchertes Paprikapulver oder eine Handvoll zerkleinerte rote Paprikaflocken handelt – durch Abwechslung der Gewürze können Sie eine breite Palette mediterraner Aromen kreieren.

4. Einarbeiten von Nüssen: Fügen Sie luftfrittierte Nüsse hinzu, um eine knusprige Snack-Option zu erhalten. Mandeln, Walnüsse und Pistazien können mit Olivenöl und mediterranen Kräutern leicht an der Luft angebraten werden, um einen geschmackvollen und angenehmen Snack zu erhalten.

5. Miniportionen servieren: Servieren Sie diese mediterranen Köstlichkeiten in kleinen Portionen bei einem gesellschaftlichen Anlass oder als Familiensnack. Das sorgt nicht nur für Abwechslung, sondern fördert auch das achtsame Knabbern, das heißt, jeden Bissen zu genießen und die vielen Geschmacksrichtungen zu schätzen.

6. Anpassung an Ernährungspräferenzen: Mediterrane Heißluftfritteusen-Snacks sind sehr anpassbar, um eine Vielzahl von Ernährungsbedürfnissen zu erfüllen. Ganz gleich, ob Sie Vegetarier oder Veganer sind oder glutenfreie Speisen bevorzugen, die Vielfalt dieser Gerichte ermöglicht eine Substitution ohne Einbußen bei Geschmack oder Nährwert.

Mediterranes Naschen als Lebensstil

Die Vorteile, mediterrane Snacks aus der Heißluftfritteuse in Ihren Alltag zu integrieren, gehen über den bloßen Genuss köstlicher Häppchen hinaus. Es steht im Einklang mit dem breiteren mediterranen Lebensstil, der Ausgeglichenheit, Vollwertkost und den Genuss des Essens fördert. Die Übernahme dieser Lebensmittel stellt einen ganzheitlichen Ansatz für das Wohlbefinden dar, der über die Grundernährung hinausgeht.

Die mediterrane Ernährung wird seit langem mit mehreren gesundheitlichen Vorteilen in Verbindung gebracht, darunter einem geringeren Risiko für Herz-Kreislauf-

Erkrankungen, einer besseren Gewichtskontrolle und einer längeren Gesamtlebensdauer. Wenn Sie diese luftgebackenen Köstlichkeiten probieren, genießen Sie nicht nur köstliche Leckereien; Sie pflegen außerdem einen Lebensstil, der Wert auf Ernährung, Geschmack und die Freude legt, gutes Essen mit guten Menschen zu teilen. Naschen, das allgemein als heimliches Vergnügen angesehen wird, nimmt in der mediterranen Kultur einen positiven und gesundheitsbewussten Aspekt ein. Anstatt zu übermäßig verarbeiteten und kalorienreichen Lebensmitteln zu greifen, belohnen Sie sich mit Snacks, die nicht nur Ihr Verlangen stillen, sondern auch Ihre allgemeine Gesundheit verbessern.

Während Sie die Welt der mediterranen Heißluftfritteusen-Snacks entdecken, können Sie gerne mit verschiedenen Zutaten, Geschmacksrichtungen und Präsentationen experimentieren. Das mediterrane kulinarische Erbe würdigt die Verwendung frischer, saisonaler Produkte und fördert gleichzeitig die kulinarische Kreativität. Egal, ob Sie eine Party veranstalten, einen einzelnen Snack zu sich nehmen oder nach familienfreundlichen Optionen suchen, diese Gerichte bieten eine abwechslungsreiche und leckere Antwort.

Durch die Kombination grundlegender mediterraner Lebensmittel mit der Erfindung der Heißluftfritteuse entsteht ein köstliches und gesundheitsbewusstes Snack-Erlebnis. Von knusprigen Kichererbsen bis hin zu mit Feta gefüllten Oliven lädt Sie jede Mahlzeit zu einem kulinarischen Abenteuer ein, das über das bloße Essen hinausgeht. Betrachten Sie den mediterranen Snack-Lebensstil als ein Fest des Geschmacks, als Hommage an die Gesundheit und als Erinnerung daran, dass ausgezeichnetes Essen sowohl angenehm als auch nahrhaft sein kann.

KAPITEL 4

Vierwöchiger Beispiel-Speiseplan: Köstlichkeiten aus der Heißluftfritteuse im Mittelmeerraum

Woche 1

Tag 1:

Frühstück

Mediterranes Omelett

- Zu den Zutaten gehören Eier, Kirschtomaten, Spinat, Feta-Käse, Oliven, Olivenöl, Salz und Pfeffer.

- Zubereitung: Eier verquirlen, Tomaten und Spinat anbraten, dann zerbröselten Feta und Oliven untermischen. In der Heißluftfritteuse garen, bis es fertig ist.

Mittagessen

Griechischer Salat mit gegrilltem Hähnchen

- Zu den Zutaten gehören gemischtes Gemüse, Gurken, Paprika, rote Zwiebeln, Oliven, gegrillte Hähnchenbrust,

Feta-Käse, Olivenöl, Zitronensaft, Oregano, Salz und Pfeffer.

- Methode: Gemüse und Hühnchen mit Olivenöl, Zitronensaft und Gewürzen vermischen. Mit gemischtem Gemüse und zerbröckeltem Feta servieren.

Abendessen

Luftgebratener Zitronen-Kräuter-Lachs

- Zu den Zutaten gehören Lachsfilets, Zitrone, Knoblauch, Olivenöl, frische Kräuter (z. B. Dill oder Petersilie), Salz und Pfeffer.

- Methode: Fisch mit Zitronensaft, Knoblauch, Olivenöl und Kräutern marinieren. An der Luft frittiert, bis alles fertig und flockig ist.

Tag 2:

Frühstück

Mediterraner Joghurt perfekt

- Zu den Zutaten gehören griechischer Joghurt, Honig, Müsli und gemischte Beeren.

- Methode: In einem Glas Joghurt, Honig, Müsli und Beeren vermischen. Kalt servieren.

Mittagessen

Mediterraner Gemüse-Wrap

- Zu den Zutaten gehören Vollkorn-Wrap, Hummus, gemischtes Gemüse, Gurken, Tomaten, Oliven und Feta-Käse.

- Methode: Hummus auf einem Wrap verteilen, dann mit Gemüse und Feta-Käse belegen. Aufrollen und servieren.

Abendessen:

Luftfrittierte Falafel

-Zutaten: Kichererbsen, Zwiebeln, Knoblauch, Petersilie, Kreuzkümmel, Koriander, Olivenöl, Salz und Pfeffer.

- Methode: Die Zutaten mischen, zu Kugeln formen und an der Luft frittieren, bis sie goldbraun und knusprig sind.

Tag 3:

Frühstück

Mediterranes Shakshuka

-Zutaten: Eier, Tomaten, Paprika, Zwiebeln, Knoblauch, Olivenöl, Kreuzkümmel, Paprika, Salz und Pfeffer

- Methode: Gemüse in Olivenöl anbraten, dann Gewürze und Tomaten hinzufügen. Schlagen Sie die Eier über der Mischung auf und braten Sie sie an der Luft, bis sie fest sind.

Mittagessen

Griechisch Quinoa-Salat

- Zu den Zutaten gehören Quinoa, Gurke, Kirschtomaten, rote Zwiebeln, Kalamata-Oliven, Feta-Käse, Olivenöl, Zitronensaft, Oregano, Salz und Pfeffer.

- Methode: Um das Gericht zuzubereiten, kochen Sie Quinoa und kombinieren Sie es mit Gemüse, Feta-Käse, Olivenöl, Zitronensaft und Gewürzen.

Abendessen:

Luftfrittierte gefüllte Paprika

- Zutaten: Quinoa, schwarze Bohnen, Mais, Tomaten, Zwiebeln, Knoblauch, Kreuzkümmel, Chilipulver, Olivenöl, Salz und Pfeffer.

- Methode: Die Paprikaschoten mit der Quinoa-Mischung füllen und an der Luft frittieren, bis sie weich sind.

Tag 4:
Frühstück:
Mediterraner Avocado-Toast

Zu den Zutaten gehören Vollkornbrot, Avocado, Kirschtomaten, Feta-Käse, Olivenöl, Salz und Pfeffer.

- Methode: Brot rösten, Avocado zerdrücken, auf den Toast legen und dann mit Tomaten, Feta-Käse und einer Prise Olivenöl belegen.

Mittagessen:

Mediterrane gefüllte Pita-Taschen

- Zu den Zutaten gehören Vollkorn-Pita-Taschen, gegrillte Hähnchenstreifen, Gurken, Tomaten, rote Zwiebeln und Tzatziki-Sauce.

– Zubereitung: Pita-Taschen mit Hühnchen, Gemüse und Tzatziki-Sauce füllen.

Abendessen:

Luftgebratene Zitronen-Kräuter-Hähnchenspieße

- Zu den Zutaten gehören Hähnchenbrust, Zitrone, Knoblauch, Olivenöl, frische Kräuter (z. B. Rosmarin oder Thymian), Salz und Pfeffer.
- Methode: Das Hähnchen in Zitronensaft, Knoblauch, Olivenöl und Kräutern marinieren. Braten Sie das Hähnchen an der Luft, bis es vollständig durchgegart ist.

Tag 5:

Frühstück:

Mediterrane Frittata-Becher

-Zutaten: Eier, Spinat, sonnengetrocknete Tomaten, Feta-Käse, Oliven, Olivenöl, Salz und Pfeffer.
- Methode: Eier verquirlen, dann Gemüse und Feta-Käse hinzufügen. In Muffinformen füllen und luftfrittieren, bis es fest ist

Mittagessen:

Griechischer Orzo-Salat

- Zutaten: Orzo-Nudeln, Gurke, Kirschtomaten, rote Zwiebeln, Kalamata-Oliven, Feta-Käse, Olivenöl, Zitronensaft, Dill, Salz, Pfeffer

- Methode: Orzo kochen, mit Gemüse, Feta-Käse, Olivenöl, Zitronensaft und Dill vermengen.

Abendessen:

Luftfrittierte mediterrane Gemüsepizza

-Zutaten: Vol.lkorn-Pizzateig, Tomatensauce, Mozzarella-Käse, Paprika, rote Zwiebeln, Oliven, Olivenöl, Oregano, Salz und Pfeffer.

- Zubereitung: Den Teig ausrollen und mit Soße, Käse und Gemüse belegen. An der Luft frittiert, bis die Kruste braun ist und der Käse geschmolzen ist.

Tag 6:

Frühstück:

Mediterrane Frühstücksschale

-Zutaten: Quinoa, Rührei, Avocado, Kirschtomaten, Feta-Käse, Oliven, Olivenöl, Salz und Pfeffer.

- Zubereitung: Zur Zubereitung Quinoa, Eier, Avocado und Gemüse schichtweise in eine Schüssel geben. Mit Olivenöl beträufeln, dann mit Pfeffer und Salz würzen.

Mittagessen:

Griechischer Hummus-Teller

- Zutaten: Hummus, Fladenbrot, Gurke, Kirschtomaten, Oliven, Feta-Käse

- Zubereitung: Hummus mit Fladenbrot und verschiedenem Gemüse servieren. Mit Fetakäse bestreuen.

Abendessen:

Luftfrittierte Zitronen-Kräuter-Garnelen

- Zutaten: Garnelen, Zitrone, Knoblauch, Olivenöl,
frische Kräuter (wie Petersilie oder Basilikum), Salz,
Pfeffer

- Methode: Garnelen in Zitronensaft, Knoblauch, Olivenöl
und Kräutern marinieren. An der Luft braten, bis es rosa
und durchgegart ist.

Tag 7:

Frühstück:

Mediterraner Chia-Samen-Pudding

- Zutaten: Chiasamen, griechischer Joghurt, Mandelmilch,
Honig, gemischte Beeren

- Methode: Chiasamen, Joghurt, Milch und Honig
mischen. Über Nacht ruhen lassen. Mit Beeren servieren.

Mittagessen:

Mediterrane vegetarische Quesadillas

- Zutaten: Vollkorn-Tortillas, Hummus, gegrilltes Gemüse
(wie Zucchini, Paprika und Zwiebeln), Feta-Käse

- Methode: Hummus auf Tortillas verteilen, mit gegrilltem Gemüse und Fetakäse belegen. Falten und an der Luft knusprig braten.

Abendessen:

Luftfrittierte Zitronen-Kräuter-Schweinekoteletts

- Zutaten: Schweinekoteletts, Zitrone, Knoblauch, Olivenöl, frische Kräuter (wie Thymian oder Rosmarin), Salz, Pfeffer
- Methode: Schweinekoteletts in Zitronensaft, Knoblauch, Olivenöl und Kräutern marinieren. An der Luft braten, bis alles gar ist.

Dieser Beispiel-Speiseplan enthält eine Vielzahl mediterran inspirierter Rezepte, die die Vielseitigkeit der Heißluftfritteuse hervorheben. Jede Mahlzeit soll für eine ausgewogene Ernährung sorgen und gleichzeitig die reichhaltigen Aromen der mediterranen Küche hervorheben. Passen Sie den Plan gerne an Ihre Geschmackspräferenzen und Ernährungsbedürfnisse an und genießen Sie die Entdeckungsreise köstlicher und nahrhafter mediterraner Gerichte.

Tag 8:

Frühstück:

Mediterraner Frühstückswrap

- Zutaten: Vollkornwrap, Rührei, Spinat, Tomaten, Fetakäse, Oliven, Olivenöl, Salz, Pfeffer

- Methode: Wrap mit Rührei, Spinat, Tomaten, Feta-Käse und Oliven füllen. Mit Olivenöl beträufeln und mit Salz und Pfeffer würzen.

Mittagessen:

Griechischer Kichererbsensalat

- Zutaten: Kichererbsen, Gurken, Kirschtomaten, rote Zwiebeln, Kalamata-Oliven, Feta-Käse, Olivenöl, Zitronensaft, Oregano, Salz, Pfeffer

- Methode: Kichererbsen und Gemüse mit Olivenöl, Zitronensaft und Gewürzen vermischen. Mit zerbröckeltem Feta-Käse belegen.

Abendessen:

Luftfrittierte griechische Zitronenkartoffeln

- Zutaten: Kartoffeln, Zitrone, Knoblauch, Olivenöl, getrockneter Oregano, Salz, Pfeffer

- Methode: Kartoffelspalten mit Zitronensaft, Knoblauch, Olivenöl und Oregano vermischen. An der Luft goldbraun und knusprig braten.

Tag 9:

Frühstück:

Mediterrane Joghurtschale

- Zutaten: Griechischer Joghurt, Honig, Müsli, gemischte Beeren, Mandelblättchen

- Methode: Topping Joghurt mit Honig, Müsli, Beeren und Mandeln für ein nahrhaftes und sättigendes Frühstück.

Mittagessen:

Mediterraner Gemüse-Wrap

- Zutaten: Vollkorn-Wrap, Hummus, gemischtes Gemüse, Gurken, Tomaten, Oliven, Feta-Käse

- Zubereitung: Hummus auf dem Wrap verteilen, Gemüse und Feta-Käse hinzufügen. Aufrollen und servieren.

Abendessen:

Luftgebratene Kabeljaufilets mit Zitronenkräutern

- Zutaten: Kabeljaufilets, Zitrone, Knoblauch, Olivenöl, frische Kräuter (z. B. Petersilie oder Dill), Salz, Pfeffer
- Methode: Kabeljau in Zitronensaft, Knoblauch, Olivenöl und Kräutern marinieren. An der Luft braten, bis der Fisch flockig und zart ist.

Tag 10:

Frühstück:

Mediterrane Frühstücks-Burritos

- Zutaten: Vollkorn-Tortillas, Rührei, schwarze Bohnen, Avocado, Salsa, Feta-Käse
- Methode: Tortillas mit Rührei, schwarzen Bohnen, Avocado, Salsa und Feta-Käse füllen. Aufrollen und servieren.

Mittagessen:

Griechischer Salat, Pita-Taschen

- Zutaten: Vollkorn-Pita-Taschen, griechischer Salat (Gurke, Kirschtomaten, rote Zwiebeln, Oliven, Feta-Käse), Tzatziki-Sauce

- Zubereitung: Pita-Taschen mit griechischem Salat füllen und mit Tzatziki-Sauce beträufeln.

Abendessen:

Luftfrittierte gefüllte Zucchini-Boote

- Zutaten: Zucchini, Quinoa, Kirschtomaten, rote Zwiebeln, Feta-Käse, Olivenöl, frische Kräuter (wie Basilikum oder Petersilie), Salz, Pfeffer

- Methode: Zucchini aushöhlen, mit Quinoa-Mischung füllen und an der Luft braten, bis sie weich sind.

Tag 11:

Frühstück:

Mediterrane Frittata-Muffins

- Zutaten: Eier, Spinat, sonnengetrocknete Tomaten, Feta-Käse, Oliven, Olivenöl, Salz, Pfeffer

- Methode: Eier verquirlen, Gemüse und Feta-Käse untermischen, in eine Muffinform füllen und an der Luft frittieren, bis sie fest sind.

Mittagessen:

Griechischer Hummus-Teller

- Zutaten: Hummus, Fladenbrot, Gurke, Kirschtomaten, Oliven, Feta-Käse

- Zubereitung: Hummus mit Fladenbrot und verschiedenem Gemüse servieren. Mit Fetakäse bestreuen.

Abendessen:

Luftgebratene Zitronen-Kräuter-Hähnchenschenkel

- Zutaten: Hähnchenschenkel, Zitrone, Knoblauch, Olivenöl, frische Kräuter (wie Thymian oder Rosmarin), Salz, Pfeffer

- Methode: Hähnchen in Zitronensaft, Knoblauch, Olivenöl und Kräutern marinieren. An der Luft braten, bis es goldbraun und durchgegart ist.

Tag 12:

Frühstück:

Mediterraner Avocado-Toast

- Zutaten: Vollkornbrot, Avocado, Kirschtomaten, Feta-Käse, Olivenöl, Salz, Pfeffer

- Methode: Brot rösten, Avocado zerdrücken, auf Toast verteilen, mit Tomaten, Feta-Käse und einem Schuss Olivenöl belegen.

Mittagessen:

Griechische Quinoa-Salatschüssel

- Zutaten: Quinoa, Gurke, Kirschtomaten, rote Zwiebel, Kalamata-Oliven, Feta-Käse, Olivenöl, Zitronensaft, Oregano, Salz, Pfeffer

- Methode: Quinoa kochen, mit Gemüse, Feta-Käse, Olivenöl, Zitronensaft und Gewürzen vermengen.

Abendessen:

Luftfrittierte mediterrane Gemüsepizza

- Zutaten: Vollkornpizzateig, Tomatensauce, Mozzarella, Paprika, rote Zwiebeln, Oliven, Olivenöl, Oregano, Salz, Pfeffer

- Zubereitung: Teig ausrollen, mit Soße, Käse und Gemüse belegen. An der Luft braten, bis die Kruste goldbraun ist und der Käse geschmolzen ist.

Tag 13:

Frühstück:

Mediterraner Chia-Samen-Pudding

- Zutaten: Chiasamen, griechischer Joghurt, Mandelmilch, Honig, gemischte Beeren

- Methode: Chiasamen, Joghurt, Milch und Honig mischen. Über Nacht ruhen lassen. Mit Beeren servieren.

Mittagessen:

Mediterrane gefüllte Weinblätter (Dolmas)

- Zutaten: Weinblätter, Reis, Pinienkerne, Johannisbeeren, Zwiebeln, Zitronensaft, Olivenöl, frischer Dill, Salz, Pfeffer

- Methode: Weinblätter mit Reismischung füllen, rollen und an der Luft braten, bis sie weich sind.

Abendessen:

Luftgebratener Zitronen-Kräuter-Tilapia

- Zutaten: Tilapiafilets, Zitrone, Knoblauch, Olivenöl, frische Kräuter (wie Petersilie oder Basilikum), Salz, Pfeffer

- Methode: Tilapia in Zitronensaft, Knoblauch, Olivenöl und Kräutern marinieren. An der Luft braten, bis der Fisch schuppig und durchgegart ist.

Tag 14:

Frühstück:

Mediterrane Frühstücksschüssel

- Zutaten: Quinoa, Rührei, Avocado, Kirschtomaten, Fetakäse, Oliven, Olivenöl, Salz, Pfeffer

- Methode: Quinoa, Eier, Avocado und Gemüse in einer Schüssel schichten. Mit Olivenöl beträufeln und mit Salz und Pfeffer würzen.

Mittagessen:

Griechischer Hummus-Wrap

- Zutaten: Vollkorn-Wrap, Hummus, gegrillte Hähnchenstreifen, Gurke, Kirschtomaten, rote Zwiebeln, Feta-Käse

- Methode: Hummus auf dem Wrap verteilen, Hühnchen, Gemüse und Feta-Käse hinzufügen. Aufrollen und als köstliche und sättigende Mittagsoption servieren.

Abendessen:

Luftgebratener Auberginen-Parmesan

- Zutaten: Auberginenscheiben, Semmelbrösel, Parmesankäse, Marinara-Sauce, Mozzarella-Käse, Olivenöl, frisches Basilikum, Salz, Pfeffer

- Methode: Auberginenscheiben mit Semmelbröseln und Parmesan bestreichen und an der Luft goldbraun braten. Mit Marinara-Sauce und Mozzarella-Käse belegen und an der Luft braten, bis der Käse geschmolzen ist und Blasen bildet. Vor dem Servieren mit frischem Basilikum garnieren.

Tag 15:

Frühstück:

Mediterrane Frühstückspfanne

-Zutaten: Eier, Paprika, Zwiebeln, Kirschtomaten, Spinat, Feta-Käse, Olivenöl, Salz und Pfeffer

- Zubereitung: Das Gemüse in Olivenöl anbraten, dann die Eier dazugeben und köcheln lassen, bis es fest ist. Mit zerbröckeltem Feta-Käse belegen.

Mittagessen:

Griechische Hühnchen-Pita-Wraps

- Zu den Zutaten für griechische Hühnchen-Pita-Wraps gehören gegrillte Hähnchenstreifen, Vollkorn-Fladenbrot, Tzatziki-Sauce, Gurke, Tomaten, rote Zwiebeln und Salat.

- Methode: Fladenbrot mit gegrilltem Hähnchen, geschnittenem Gemüse und Tzatziki füllen. Einpacken und servieren.

Abendessen:

Luftfrittierte Zitronen-Kräuter-Putenfleischbällchen

- Zutaten: Putenhackfleisch, Semmelbrösel, Ei, Knoblauch, Zitronenschale, Petersilie, Olivenöl, Salz und Pfeffer

- Methode: Die Zutaten mischen, zu Fleischbällchen formen und an der Luft frittieren, bis sie gar sind. Mit Zitronenspalten servieren.

Tag 16:

Frühstück:

Mediterraner Joghurt perfekt

-Zu den Zutaten gehören griechischer Joghurt, Honig, Müsli und gemischte Beeren.

- Methode: In einem Glas Joghurt, Honig, Müsli und Beeren vermischen. Kalt servieren.

Mittagessen:

Griechischer Salat mit gegrillten Garnelen

- Zu den Zutaten gehören gemischtes Gemüse, Gurken, Kirschtomaten, rote Zwiebeln, Oliven, gegrillte Garnelen, Feta-Käse, Olivenöl, Zitronensaft, Oregano, Salz und Pfeffer.

-Methode: Das Gemüse und die gegrillten Garnelen mit Olivenöl, Zitronensaft und Gewürzen vermengen. Mit zerbröckeltem Feta-Käse belegen.

Abendessen:

Luftfrittierte gefüllte Portobello-Pilze

- Zutaten: Portobello-Pilze, Quinoa, Spinat, sonnengetrocknete Tomaten, Feta-Käse, Olivenöl, Knoblauch, Salz und Pfeffer.

- Methode: Pilze mit Quinoa-Mischung füllen und an der Luft frittieren, bis sie weich sind. Heiß servieren.

Tag 17:

Frühstück:

Mediterraner Avocado-Toast

- Zu den Zutaten gehören Vollkornbrot, Avocado, Kirschtomaten, Feta-Käse, Olivenöl, Salz und Pfeffer.

- Methode: Brot rösten, Avocado zerdrücken, auf den Toast legen und dann mit Tomaten, Feta-Käse und einer Prise Olivenöl belegen.

Mittagessen:

Mediterrane vegetarische Quesadillas

-Zutaten: Vollkorn-Tortillas, Hummus, gegrilltes Gemüse (Zucchini, Paprika, Zwiebeln) und Feta-Käse.

- Methode: Hummus auf Tortillas verteilen, dann mit gegrilltem Gemüse und Feta-Käse belegen. Falten und an der Luft knusprig braten.

Abendessen:

Luftfrittierte Zitronen-Kräuter-Lachs-Pastetchen

- Zutaten: Dosenlachs, Semmelbrösel, Ei, Zitronenschale, Dill, Olivenöl, Salz und Pfeffer.

- Methode: Die Zutaten mischen, zu Pastetchen formen und an der Luft frittieren, bis sie goldbraun und durchgegart sind. Mit Zitronenspalten servieren.

Tag 18:

Frühstück:

Mediterrane Frittata-Becher

-Zutaten: Eier, Spinat, sonnengetrocknete Tomaten, Feta-Käse, Oliven, Olivenöl, Salz und Pfeffer.

- Methode: Eier verquirlen, dann Gemüse und Feta-Käse hinzufügen. In Muffinformen füllen und luftfrittieren, bis es fest ist.

Mittagessen:

Griechischer Orzo-Salat

-Zutaten: Orzo-Nudeln, Gurke, Kirschtomaten, rote Zwiebeln, Kalamata-Oliven, Feta-Käse, Olivenöl, Zitronensaft, Oregano, Salz und Pfeffer.

- Methode: Orzo kochen und mit Gemüse, Feta-Käse, Olivenöl, Zitronensaft und Gewürzen kombinieren.

Abendessen:

Luftgebratene Zitronen-Kräuter-Hühnerkeulen

- Zutaten: Hähnchenkeulen, Zitrone, Knoblauch, Olivenöl, frische Kräuter (z. B. Rosmarin oder Thymian), Salz und Pfeffer

- Methode: Das Hähnchen in Zitronensaft, Knoblauch, Olivenöl und Kräutern marinieren. An der Luft frittiert, bis es knusprig und vollständig durch ist.

Tag 19:

Frühstück:

Mediterranes Shakshuka

-Zutaten: Eier, Tomaten, Paprika, Zwiebeln, Knoblauch, Olivenöl, Kreuzkümmel, Paprika, Salz und Pfeffer

- Methode: Gemüse in Olivenöl anbraten, dann Gewürze und Tomaten hinzufügen. Schlagen Sie die Eier über der Mischung auf und braten Sie sie an der Luft, bis sie fest sind.

Mittagessen

Griechischer Hummus-Teller

- Zu den Zutaten gehören Hummus, Fladenbrot, Gurken, Kirschtomaten, Oliven und Feta-Käse.

- Zubereitung: Hummus mit Fladenbrot und verschiedenen Gemüsesorten servieren. Mit Fetakäse bestreuen.

Abendessen:

Luftgebratenes Schweinefilet mit Zitronenkräutern

-Zutaten: Schweinefilet, Zitrone, Knoblauch, Olivenöl, frische Kräuter (z. B. Thymian oder Rosmarin), Salz und Pfeffer.

-Methode: Das Schweinefleisch mit Zitronensaft, Knoblauch, Olivenöl und Kräutern marinieren. An der Luft braten, bis es zart und saftig ist.

Tag 20:

Frühstück:

Mediterraner Chia-Samen-Pudding

-Zutaten: Chiasamen, griechischer Joghurt, Mandelmilch, Honig und gemischte Früchte.

- Methode: Chiasamen, Joghurt, Milch und Honig vermischen. Lassen Sie es über Nacht ruhen. Mit Beeren servieren.

Mittagessen:

Mediterrane gefüllte Weinblätter (Dolmas)

Zutaten: Weinblätter, Reis, Pinienkerne, Johannisbeeren, Zwiebeln, Zitronensaft, Olivenöl, frischer Dill, Salz und Pfeffer.

- Methode: Weinblätter mit Reismischung füllen, zusammenfalten und an der Luft frittieren, bis sie weich sind.

Abendessen:

Luftgebratene Zitronen-Kräuter-Schwertfischsteaks

Zu den Zutaten gehören Schwertfischsteaks, Zitrone, Knoblauch, Olivenöl, frische Kräuter (z. B. Petersilie oder Basilikum), Salz und Pfeffer.

- Schwertfisch mit Zitronensaft, Knoblauch, Olivenöl und Kräutern marinieren. Den Fisch an der Luft frittieren, bis er gar ist.

Tag 21:

Frühstück

Mediterrane Frühstücksschüssel

- Zutaten: Quinoa, Rührei, Avocado, Kirschtomaten, Fetakäse, Oliven, Olivenöl, Salz, Pfeffer

- Methode: Quinoa, Eier, Avocado und Gemüse in einer Schüssel schichten. Mit Olivenöl beträufeln und mit Salz und Pfeffer würzen

Mittagessen

Griechischer Hummus-Wrap

- Zutaten: Vollkorn-Wrap, Hummus, gegrillte Hähnchenstreifen, Gurke, Kirschtomaten, rote Zwiebeln und Feta-Käse.

- Methode: Hummus auf dem Wrap verteilen und mit Hühnchen, Gemüse und Feta-Käse belegen. Aufrollen und servieren für ein wunderbares und reichhaltiges Mittagessen.

Abendessen

Luftgebratener Auberginen-Parmesan

- Zu den Zutaten gehören Auberginenscheiben, Semmelbrösel, Parmesankäse, Marinara-Sauce, Mozzarella-Käse, Olivenöl, frisches Basilikum, Salz und Pfeffer.

- Methode: Auberginenscheiben mit Semmelbröseln und Parmesan bestreichen und an der Luft goldbraun frittieren. Mit Marinara-Sauce und Mozzarella-Käse belegen; luftgebraten, bis es geschmolzen ist und Blasen bildet. Vor dem Servieren mit frischem Basilikum garnieren.

Tag 22

Frühstück

Mediterrane Eiermuffins

Zu den Zutaten gehören Eier, Spinat, sonnengetrocknete Tomaten, Feta-Käse, Oliven, Olivenöl, Salz und Pfeffer.

- Methode: Eier verquirlen, dann Gemüse und Feta-Käse hinzufügen. In Muffinformen füllen und luftfrittieren, bis es fest ist.

Mittagessen

Griechische Quinoa-Schüssel

- Zu den Zutaten gehören Quinoa, Kichererbsen, Gurken, Kirschtomaten, rote Zwiebeln, Kalamata-Oliven, Feta-Käse, Olivenöl, Zitronensaft, Oregano, Salz und Pfeffer.

- Zubereitung: Zur Zubereitung den Quinoa kochen und dann die Kichererbsen und das Gemüse dazugeben. Mit Fetakäse, Olivenöl, Zitronensaft und Gewürzen belegen.

Abendessen

Luftgebratene Kabeljaufilets mit Zitronenkräutern

- Zutaten: Kabeljaufilets, Zitrone, Knoblauch, Olivenöl, frische Kräuter (z. B. Petersilie oder Dill), Salz und Pfeffer.

-Methode: Kabeljau mit Zitronensaft, Knoblauch, Olivenöl und Kräutern marinieren. Den Fisch an der Luft frittieren, bis er flockig und zart ist.

Tag 23

Frühstück

Mediterrane Frühstückspfanne

-Zutaten: Eier, Paprika, Zwiebeln, Kirschtomaten, Spinat, Feta-Käse, Olivenöl, Salz und Pfeffer

- Zubereitung: Das Gemüse in Olivenöl anbraten, dann die Eier dazugeben und köcheln lassen, bis es fest ist. Mit zerbröckeltem Feta-Käse belegen.

Mittagessen

griechischer Salat mit Hühnerfleisch

-Zutaten: Gegrillte Hähnchenbrust, gemischtes Gemüse, Gurke, Kirschtomaten, rote Zwiebeln, Oliven, Feta-Käse, Olivenöl, Zitronensaft, Oregano, Salz und Pfeffer.

-Methode: Die Salatbestandteile mit Olivenöl, Zitronensaft und Gewürzen vermischen. Mit gegrilltem Hähnchen und zerbröckeltem Feta-Käse garnieren.

Abendessen

Luftfrittierte gefüllte Paprika

 - Zutaten: Quinoa, schwarze Bohnen, Mais, Tomaten, Zwiebeln, Knoblauch, Kreuzkümmel, Chilipulver, Olivenöl, Salz und Pfeffer.

- Methode: Die Paprikaschoten mit der Quinoa-Mischung füllen und an der Luft frittieren, bis sie weich sind.

Tag 24:

Frühstück

Mediterraner Joghurt perfekt

-Zutaten: Griechischer Joghurt, Honig, Müsli und gemischte Beeren.

- Methode: In einem Glas Joghurt, Honig, Müsli und Beeren vermischen. Kalt servieren.

Mittagessen
Griechischer Hummus-Teller

-Zutaten: Hummus, Fladenbrot, Gurke, Kirschtomaten, Oliven und Feta-Käse.

- Zubereitung: Hummus mit Fladenbrot und verschiedenen Gemüsesorten servieren. Mit Fetakäse bestreuen.

Abendessen
Luftfrittierte Zitronen-Kräuter-Putenfleischbällchen

- Zutaten: Putenhackfleisch, Semmelbrösel, Ei, Knoblauch, Zitronenschale, Petersilie, Olivenöl, Salz und Pfeffer

- Methode: Die Zutaten mischen, zu Fleischbällchen formen und an der Luft frittieren, bis sie gar sind. Mit Zitronenspalten servieren.

Tag 25
Frühstück

Mediterraner Avocado-Toast

- Zu den Zutaten gehören Vollkornbrot, Avocado, Kirschtomaten, Feta-Käse, Olivenöl, Salz und Pfeffer.

- Methode: Brot rösten, Avocado zerdrücken, auf den Toast legen und dann mit Tomaten, Feta-Käse und einer Prise Olivenöl belegen.

Mittagessen

Griechischer Salat, Pita-Taschen

-Zu den Zutaten gehören Vollkorn-Pita-Taschen, griechischer Salat (Gurke, Kirschtomaten, rote Zwiebeln, Oliven, Feta-Käse) und Tzatziki-Sauce.

-Methode: Pita-Taschen mit griechischem Salat füllen und dann mit Tzatziki-Sauce beträufeln.

Abendessen

Luftgebratene Zitronen-Kräuter-Hähnchenschenkel

- Zutaten: Hähnchenschenkel, Zitrone, Knoblauch, Olivenöl, frische Kräuter (wie Rosmarin oder Thymian), Salz und Pfeffer

- Methode: Das Hähnchen in Zitronensaft, Knoblauch, Olivenöl und Kräutern marinieren. An der Luft braten, bis es goldbraun und durchgegart ist.

Tag 26

Frühstück:

Mediterraner Chia-Samen-Pudding

-Zutaten: Chiasamen, griechischer Joghurt, Mandelmilch, Honig und gemischte Früchte.

- Methode: Chiasamen, Joghurt, Milch und Honig vermischen. Lassen Sie es über Nacht ruhen. Mit Beeren servieren.

Mittagessen

Mediterraner Gemüse-Wrap

- Zu den Zutaten gehören Vollkorn-Wrap, Hummus, gemischtes Gemüse, Gurken, Tomaten, Oliven und Feta-Käse.

- Methode: Hummus auf einem Wrap verteilen, dann mit
Gemüse und Feta-Käse belegen. Aufrollen und servieren.

Abendessen:

Luftfrittierte Zitronen-Kräuter-Schweinekoteletts

- Zu den Zutaten gehören Schweinekoteletts, Zitrone,
Knoblauch, Olivenöl, frische Kräuter (z. B. Thymian oder
Rosmarin), Salz und Pfeffer.

- Methode: Das Schweinefleisch mit Zitronensaft,
Knoblauch, Olivenöl und Kräutern marinieren. An der
Luft gebraten, bis alles durchgegart ist.

Tag 27

Frühstück:

Mediterrane Frühstücksschale

-Zutaten: Quinoa, Rührei, Avocado, Kirschtomaten, Feta-
Käse, Oliven, Olivenöl, Salz und Pfeffer.

- Zubereitung: Zur Zubereitung Quinoa, Eier, Avocado
und Gemüse schichtweise in eine Schüssel geben.

Olivenöl darüber träufeln und dann Salz und Pfeffer hinzufügen.

Mittagessen:

Griechischer Hummus-Wrap

-Zutaten: Vollkorn-Wrap, Hummus, gegrillte Hähnchenstreifen, Gurke, Kirschtomaten, rote Zwiebeln und Feta-Käse.

- Methode: Hummus auf dem Wrap verteilen und mit Hühnchen, Gemüse und Feta-Käse belegen. Aufrollen und servieren für ein wunderbares und reichhaltiges Mittagessen.

Abendessen

Luftgebratener Auberginen-Parmesan

- Zu den Zutaten gehören Auberginenscheiben, Semmelbrösel, Parmesankäse, Marinara-Sauce, Mozzarella-Käse, Olivenöl, frisches Basilikum, Salz und Pfeffer.

- Methode: Auberginenscheiben mit Semmelbröseln und Parmesan bestreichen und an der Luft goldbraun frittieren. Mit Marinara-Sauce und Mozzarella-Käse belegen; luftgebraten, bis es geschmolzen ist und Blasen bildet. Vor dem Servieren mit frischem Basilikum garnieren.

Tag 28

Frühstück:

Mediterrane Frittata-Muffins

Zu den Zutaten gehören Eier, Spinat, sonnengetrocknete Tomaten, Feta-Käse, Oliven, Olivenöl, Salz und Pfeffer.
- Methode: Eier verquirlen, dann Gemüse und Feta-Käse hinzufügen. In Muffinformen füllen und luftfrittieren, bis es fest ist.

Mittagessen:

Griechische Orzo-Salatschüssel

-Zutaten: Orzo-Nudeln, Gurke, Kirschtomaten, rote Zwiebeln, Kalamata-Oliven, Feta-Käse, Olivenöl, Zitronensaft, Oregano, Salz und Pfeffer.

- Methode: Orzo kochen und mit Gemüse, Feta-Käse, Olivenöl, Zitronensaft und Gewürzen kombinieren.

Abendessen:

Luftgebratene Zitronen-Kräuter-Schwertfischsteaks

- Zu den Zutaten gehören Schwertfischsteaks, Zitrone, Knoblauch, Olivenöl, frische Kräuter (z. B. Petersilie oder Basilikum), Salz und Pfeffer.

- Schwertfisch mit Zitronensaft, Knoblauch, Olivenöl und Kräutern marinieren. Den Fisch an der Luft frittieren, bis er gar ist.

Dieser abwechslungsreiche und übersichtliche Speiseplan garantiert, dass die Mahlzeiten an jedem Tag einzigartig und lecker sind, mit einem abwechslungsreichen Angebot an mediterran inspirierten Gerichten für Woche 4 des Speiseplans.

Ernähren Sie sich gesund

Essen gehen kann eine freudige Erfahrung sein, bei der Sie köstliche Mahlzeiten genießen und gleichzeitig mit

Freunden und Familie gesellig sein können. Allerdings kann es schwierig sein, einen gesunden Lebensstil aufrechtzuerhalten, insbesondere für Menschen mit Typ-2-Diabetes. Essen auswärts kann bei sorgfältiger Auswahl und Planung sowohl angenehm als auch nahrhaft sein. Schauen wir uns einige Techniken und Empfehlungen für gesundes Essen auswärts an.

Menüoptionen erkunden

Wenn Sie auswärts essen, nehmen Sie sich die Zeit, die Speisekarte zu erkunden. Suchen Sie nach Gerichten mit magerem Eiweiß, nahrhaftem Getreide und viel Gemüse. Viele Restaurants bieten mittlerweile gesündere Optionen an oder haben auf ihrer Speisekarte separate Abschnitte für leichte Mahlzeiten. Bevorzugen Sie gegrillte, gebackene oder gedämpfte Gerichte gegenüber frittierten Gerichten und fragen Sie nach den verwendeten Kochmethoden.

Vorspeisen mit Bedacht auswählen

Vorspeisen können dabei helfen, den Ton Ihrer Mahlzeit festzulegen. Anstatt sich auf frittierte Speisen oder schwere Dips einzulassen, beginnen Sie mit einer Suppe auf Salat- oder Brühenbasis. Diese Lösungen können Ihnen helfen, Ihren Hunger zu kontrollieren und mehr Nährstoffe zu sich zu nehmen, ohne zu viele Kalorien oder Fette zu sich zu nehmen. Salate mit gemischtem Gemüse, buntem Gemüse und einer leichten Vinaigrette können sowohl angenehm als auch nahrhaft sein.

So navigieren Sie durch die Hauptgerichte

Achten Sie bei der Auswahl Ihres Hauptgerichts auf Ausgewogenheit und Portionsgröße. Achten Sie auf Gerichte, die mehrere Ernährungsgruppen kombinieren, wie zum Beispiel gegrillten Fisch oder Hühnchen mit gedünstetem Gemüse und einer Beilage aus nahrhaftem Getreide wie braunem Reis oder Quinoa. Vermeiden Sie Rezepte, die extrem cremig, käsig oder frech sind, da sie mehr gesättigte Fette und Kalorien enthalten. Wenn möglich, bestellen Sie Soßen und Dressings als Beilage, um Ihre Aufnahme zu begrenzen.

Anpassen Ihrer Bestellung

Scheuen Sie sich nicht, Ihre Bestellung so zu personalisieren, dass sie Ihre Ernährungsgewohnheiten und Gesundheitsziele widerspiegelt. Die meisten Restaurants sind entgegenkommend und nehmen auf Anfrage Ersatz oder Änderungen vor. Sie können beispielsweise statt einer stärkehaltigen Beilage mehr Gemüse bestellen oder Ihre Mahlzeit mit weniger Öl oder Salz zubereiten lassen. Seien Sie nett und offen bei Ihrer Auswahl, die meisten Einrichtungen werden Ihnen gerne entgegenkommen.

Achtsame Essgewohnheiten

Achten Sie beim Essen auswärts auf Ihre Hunger- und Völlegefühle. Nehmen Sie sich bei jedem Bissen Zeit und genießen Sie die Aromen und Texturen Ihrer Mahlzeit. Legen Sie Ihre Gabel zwischen den Mahlzeiten ab und unterhalten Sie sich mit Ihren Essenspartnern. Dies verbessert nicht nur das Esserlebnis, sondern ermöglicht

Ihrem Körper auch, zu signalisieren, wann Sie satt sind, und verhindert so ein Überessen.

Portionen verwalten

Die Portionen im Restaurant sind in der Regel größer, als wir für eine einzelne Mahlzeit benötigen. Erwägen Sie, das Hauptgericht mit einem Freund oder Familienmitglied aufzuteilen, oder bestellen Sie zu Beginn des Abendessens einen To-go-Behälter und teilen Sie die Hälfte Ihres Gerichts in Portionen auf, um es später zu essen. Dies verringert den Wunsch, zu viel zu essen, und ermöglicht es Ihnen, Ihre Lieblingsgerichte im Restaurant ohne schlechtes Gewissen zu sich zu nehmen.

Bleiben Sie hydriert

Bleiben Sie beim Essen ausreichend hydriert. Trinken Sie anstelle von zuckerhaltigen Limonaden oder alkoholischen Getränken Wasser, ungesüßten Eistee oder Mineralwasser mit einem Spritzer Zitrone. Wasser hält Sie nicht nur hydriert, sondern unterstützt auch die Verdauung und sorgt für ein Sättigungsgefühl, wodurch die

Wahrscheinlichkeit einer übermäßigen Nahrungsaufnahme verringert wird.

Moderation bei Desserts üben

Auch wenn es verlockend ist, sich beim Essen auswärts üppige Süßigkeiten zu gönnen, sollten Sie Mäßigung walten lassen und sich nach Möglichkeit für leichtere Gerichte entscheiden. Frisches Obst, Sorbet oder eine kleine Portion dunkler Schokolade stillen Ihren süßen Appetit und behalten gleichzeitig Ihre gesunden Essgewohnheiten bei. Wenn Sie mit anderen speisen, sollten Sie darüber nachdenken, ein Dessert zu teilen, um einen Vorgeschmack zu bekommen, ohne es zu übertreiben.

Sich des Alkoholkonsums bewusst sein

Wenn Sie sich entscheiden, beim Essen auswärts Alkohol zu trinken, tun Sie dies in Maßen. Beschränken Sie Ihren Alkoholkonsum auf ein oder zwei Getränke und wählen

Sie leichtere Optionen wie Wein oder Spirituosen mit Sodawasser oder Saft. Seien Sie vorsichtig mit den zusätzlichen Kalorien und dem Zucker in alkoholischen Getränken und trinken Sie abwechselnd Wasser, um ausreichend Flüssigkeit zu sich zu nehmen.

Abschließende Gedanken

Auswärts essen kann eine wunderbare und spannende Erfahrung sein, auch wenn Sie versuchen, einen gesunden Lebensstil zu führen. Durch durchdachte Entscheidungen, die Recherche von Menüoptionen und die Ausübung von Moderation können Sie leckere Mahlzeiten genießen und gleichzeitig Ihre allgemeine Gesundheit und Ihr Wohlbefinden fördern. Denken Sie daran, auf die Signale Ihres Körpers zu achten, die Gesellschaft Ihrer Freunde beim Abendessen zu genießen und die Freuden des guten Essens und der Gesellschaft zu genießen. Ein Hoch auf das gesunde Essen auswärts!

KAPITEL 5

Aktiver Lebensstil und Stressmanagement

Die Aufrechterhaltung eines aktiven Lebensstils und die effiziente Bewältigung von Stress sind wesentliche Bestandteile der allgemeinen Gesundheit und Vitalität. In der heutigen schnelllebigen Welt kann es schwierig sein, ein Gleichgewicht zwischen Arbeit, persönlichen Verpflichtungen und Selbstfürsorge zu finden. Regelmäßige körperliche Aktivität und die Ausübung gesunder Stressbewältigungsfähigkeiten können jedoch sowohl die körperliche als auch die geistige Gesundheit erheblich verbessern. Schauen wir uns die Vorteile eines aktiven Lebens und der Stressbewältigung sowie praktische Techniken zur Integration dieser Praktiken in das tägliche Leben an.

Aktives Leben verstehen

Aktives Leben bedeutet mehr als nur geplante Trainingsprogramme. Es geht darum, Bewegung in jeden Aspekt Ihres Lebens zu integrieren. Kleine

Veränderungen, wie die Nutzung der Treppe statt des Aufzugs oder ein Spaziergang in der Mittagspause, können große Auswirkungen auf Ihre Gesundheit haben. Regelmäßige körperliche Aktivität fördert ein gesundes Gewichtsmanagement, Muskel- und Knochenstärke, die Herz-Kreislauf-Gesundheit und steigert die Stimmung und das geistige Wohlbefinden.

So finden Sie Aktivitäten, die Ihnen Spaß machen

Aktivitäten zu finden, die Ihnen wirklich Spaß machen, ist einer der Schlüssel zu einem aktiven Lebensstil. Es gibt zahlreiche Aktivitäten, um aktiv und fit zu bleiben, darunter Tanzen, Wandern, Schwimmen, Radfahren und die Teilnahme an Mannschaftssportarten. Experimentieren Sie mit verschiedenen Aktivitäten, bis Sie diejenigen finden, die Ihnen gefallen, und zögern Sie nicht, neue Dinge auszuprobieren. Durch Abwechslung macht Bewegung mehr Spaß, die Langeweile wird gemindert und die Wahrscheinlichkeit erhöht, dass Sie langfristig damit weitermachen.

Einschließlich Bewegung den ganzen Tag über

Bewegung in den Alltag zu integrieren, muss weder schwierig noch zeitaufwändig sein. Einfache Maßnahmen wie kurze Gehpausen, Dehnübungen am Schreibtisch oder das Durchführen von Körpergewichtsübungen während Fernsehwerbespots können dabei helfen, Sitzphasen zu unterbrechen und den Körper den ganzen Tag über in Bewegung zu halten. Erwägen Sie die Anschaffung eines Stehpults oder die Verwendung eines Stabilitätsballs als Stuhl, um Ihre Muskeln beim Arbeiten zu trainieren.

Körperliche Aktivität zur Priorität machen
Die Priorisierung körperlicher Aktivität erfordert Absicht und Hingabe. Planen Sie regelmäßige Trainings- oder Aktivitätssitzungen wie jeden anderen Termin in Ihrem Kalender ein und behandeln Sie sie als nicht verhandelbar. Erwägen Sie, mit einem Freund zu trainieren oder sich für Gruppensitzungen anzumelden, um motiviert und verantwortungsbewusst zu bleiben. Denken Sie daran, dass Beständigkeit von entscheidender Bedeutung ist und

selbst kleine Mengen Bewegung Ihre Gesundheit im Laufe der Zeit verbessern können.

Die Vorteile des Stressmanagements

Stress ist im Leben unvermeidbar, aber chronischer Stress kann sich negativ auf die körperliche und geistige Gesundheit auswirken, wenn er nicht richtig gehandhabt wird. Effektive Praktiken zur Stressbewältigung tragen dazu bei, die negativen Auswirkungen von Stressfaktoren zu mildern, die Belastbarkeit zu erhöhen und das allgemeine Wohlbefinden zu fördern. Wenn Sie lernen, Stressursachen zu erkennen und Bewältigungsstrategien zu üben, können Sie die Hindernisse des Lebens leichter und eleganter meistern.

Techniken zur Stressbewältigung verstehen

Es gibt keine allgemeingültige Strategie zur Stressbewältigung, da unterschiedliche Strategien unterschiedliche Menschen ansprechen. Probieren Sie verschiedene Ansätze aus, um herauszufinden, welcher für Sie am effektivsten ist. Achtsamkeitsmeditation, Atemübungen, allmähliche Muskelentspannung, Yoga und Tai Chi sind hilfreiche Methoden zur Entspannung von Geist und Körper. Hobbys, Zeit in der Natur verbringen und mit geliebten Menschen kommunizieren können emotionale Unterstützung und Stressabbau bieten.

Priorisierung der Selbstfürsorge

Selbstfürsorge ist für die Stressbewältigung und das allgemeine Wohlbefinden von entscheidender Bedeutung. Dabei geht es darum, Zeit für Aktivitäten und Praktiken einzuplanen, die Ihrer Gesundheit, Ihrem Geist und Ihrer Seele zugute kommen. Nehmen Sie sich jeden Tag Zeit für Selbstpflegeaktivitäten, wie zum Beispiel ein Buch lesen, ein Schaumbad nehmen, Dankbarkeit üben oder sich einer geliebten Freizeitbeschäftigung widmen. Denken Sie daran, dass Selbstfürsorge nicht egoistisch ist; Es ist wichtig, um das Gleichgewicht zu erreichen und Ihre Energiereserven zu erneuern.

Förderung gesunder Gewohnheiten

Zusätzlich zu körperlicher Aktivität und Fähigkeiten zur Stressbewältigung kann die Entwicklung gesunder Gewohnheiten Ihr allgemeines Wohlbefinden verbessern. Eine ausgewogene, vollwertige Ernährung, ausreichend Flüssigkeitszufuhr, ausreichend Schlaf und die Minimierung des Koffein- und Alkoholkonsums sind wichtige Maßnahmen zur Erhaltung der allgemeinen Gesundheit und Widerstandsfähigkeit. Priorisieren Sie Ernährung und Wasser und achten Sie auf die Signale Ihres Körpers für Ruhe und Nahrung.

Auf der Suche nach professioneller Unterstützung

Wenn Sie feststellen, dass Stress Ihren Alltag oder Ihr allgemeines Wohlbefinden erheblich beeinträchtigt, zögern Sie nicht, fachkundige Hilfe in Anspruch zu nehmen. Therapeuten und Berater können Anleitung,

Unterstützung und Bewältigungsstrategien zur Stressbewältigung und emotionalen Belastbarkeit anbieten. Denken Sie daran, dass es ein Zeichen von Stärke ist, um Hilfe zu bitten, und dass Sie die Hindernisse des Lebens nicht alleine bewältigen müssen.

Verbindung und Unterstützung pflegen

Der Aufbau eines starken Unterstützungsnetzwerks aus Freunden, Familie und Gemeinschaftsressourcen kann in stressigen Zeiten wichtige emotionale Unterstützung bieten. Wenden Sie sich an Ihre Lieben, wenn Sie kommunizieren müssen, oder verlassen Sie sich auf deren Unterstützung und Verständnis. Die Teilnahme an Selbsthilfegruppen oder Gemeinschaftsaktivitäten kann ebenfalls dazu beitragen, ein Gefühl der Zugehörigkeit und Verbundenheit zu schaffen und das Gefühl der Isolation und Einsamkeit zu verringern.

Aktives Leben und Stressbewältigung sind wesentliche Bestandteile eines gesunden Lebensstils und verbessern die körperliche Vitalität, die geistige Gesundheit und die allgemeine Lebensqualität. Sie können in Ihrem täglichen Leben Belastbarkeit, Ausgeglichenheit und ein höheres Gefühl der Erfüllung schaffen, indem Sie Wert auf regelmäßige körperliche Aktivität legen, mit Ansätzen zur Stressbewältigung experimentieren und Selbstfürsorge fördern. Denken Sie daran, dass kleine Veränderungen im Laufe der Zeit zu erheblichen Fortschritten führen können, und seien Sie sanft zu sich selbst, wenn Sie sich auf den Weg zu mehr Gesundheit und Wohlbefinden machen.

Die Überwachung des Blutzuckerspiegels ist ein wichtiger Bestandteil der Diabeteskontrolle und der Gewährleistung der allgemeinen Gesundheit und des Wohlbefindens. Menschen mit Typ-2-Diabetes müssen einen stabilen Blutzuckerspiegel aufrechterhalten, um Probleme zu vermeiden und ihre Lebensqualität zu erhalten.

Auch wenn es manchmal schwierig sein kann, den Blutzuckerspiegel zu regulieren, kann es den Menschen helfen, die Kontrolle über ihre Gesundheit zu übernehmen, wenn man versteht, warum dies notwendig ist und wie man dies effizient macht.

Die Körperzellen beziehen ihre Energie hauptsächlich aus Blutzucker, oft auch als Glukose bezeichnet. Allerdings kann ein chronisch erhöhter Blutzuckerspiegel im Laufe der Zeit zu schwerwiegenden gesundheitlichen Problemen führen. Bei Menschen mit Typ-2-Diabetes produziert der Körper entweder nicht genügend Insulin oder wird resistent gegen Insulin, das Hormon, das den Blutzuckerspiegel reguliert. Infolgedessen kann der Blutzuckerspiegel ungewöhnlich hoch werden, was zu Symptomen wie erhöhtem Durst, häufigem Wasserlassen, Erschöpfung und Sehstörungen führen kann.

Die Überwachung des Blutzuckerspiegels liefert nützliche Informationen darüber, wie der Körper auf Mahlzeiten, körperliche Betätigung, Medikamente und andere Variablen reagiert. Personen mit Typ-2-Diabetes, die ihren Blutzuckerspiegel regelmäßig überwachen, können Muster erkennen, fundierte Entscheidungen über ihren Lebensstil treffen und ihren Behandlungsplan nach Bedarf ändern, um eine optimale Blutzuckerkontrolle aufrechtzuerhalten.

Der Blutzuckerspiegel kann auf verschiedene Arten überwacht werden, jede mit ihren eigenen Vorteilen und Einschränkungen. Die beliebteste Methode besteht darin, den Blutzuckerspiegel mit einem Blutzuckermessgerät zu messen und einen kleinen Blutstropfen durch Einstechen in den Finger zu entnehmen. Dieser Ansatz ermöglicht eine schnelle und einfache Überwachung und eignet sich hervorragend für den täglichen Gebrauch.

Geräte zur kontinuierlichen Glukoseüberwachung (CGM) liefern Tag und Nacht Echtzeitdaten zum Blutzuckerspiegel und sind damit eine umfassendere Lösung zur Blutzuckerüberwachung. CGM-Systeme bestehen aus einem winzigen Sensor, der unter die Haut eingeführt wird und kontinuierlich den Glukosespiegel in der interstitiellen Flüssigkeit misst. Diese Daten werden drahtlos an einen Empfänger oder ein Smartphone übertragen, sodass Benutzer Trends überwachen und

Alarme für hohe oder niedrige Blutzuckerwerte erhalten können.

Der Blutzuckerspiegel kann auch durch regelmäßige Labortests überwacht werden, beispielsweise durch den Hämoglobin-A1c-Test (HbA1c). Dieser Test ermittelt den durchschnittlichen Blutzuckerspiegel der letzten zwei bis drei Monate und liefert nützliche Informationen für eine langfristige Blutzuckerkontrolle. Der HbA1c-Test wird häufig von einem Arzt bei Routineuntersuchungen durchgeführt und ist ein wichtiges Instrument zur Beurteilung des gesamten Diabetes-Managements.

Zusätzlich zur Überwachung des Blutzuckerspiegels müssen Menschen mit Typ-2-Diabetes die Faktoren verstehen, die den Blutzuckerspiegel beeinflussen, und proaktive Maßnahmen zu deren Kontrolle ergreifen. Zu diesen Faktoren gehören Ernährung, körperliche Betätigung, Stress, Krankheit, Medikamenteneinnahme und Alkoholkonsum.

Eine ausgewogene Ernährung ist für die Kontrolle des Blutzuckerspiegels und die Verbesserung der allgemeinen

Gesundheit unerlässlich. Die Wahl von Nahrungsmitteln mit wenig raffiniertem Zucker und Kohlenhydraten, hohem Ballaststoffgehalt und hohem Nährstoffgehalt trägt dazu bei, den Blutzuckerspiegel zu stabilisieren und Spitzen und Abfälle zu minimieren. Magere Proteine, gesunde Fette, Obst, Gemüse und Vollkornprodukte können dazu beitragen, dass Sie sich länger satt fühlen. Körperliche Aktivität ist ein weiterer wichtiger Aspekt der Blutzuckerkontrolle.

Sport verbessert die Insulinsensitivität, wodurch der Körper Glukose effizienter nutzen und den Blutzuckerspiegel senken kann. Streben Sie jede Woche mindestens 150 Minuten aerobe Aktivität mittlerer Intensität an, z. B. zügiges Gehen, Radfahren oder Schwimmen, mit muskelstärkenden Aktivitäten an zwei oder mehr Tagen pro Woche.

Stressbewältigungsstrategien wie Achtsamkeitsmeditation, Atemübungen, Yoga und Entspannungstechniken können dabei helfen, Stress abzubauen und die emotionale Gesundheit zu verbessern.

Chronischer Stress kann den Blutzuckerspiegel erhöhen und die Behandlung von Diabetes beeinträchtigen. Daher ist es wichtig, geeignete Strategien zur Stressbewältigung zu erlernen.

Krankheiten und Infektionen können sich auch auf den Blutzuckerspiegel auswirken und eine Änderung der Medikamentendosis oder der Behandlungsstrategien erforderlich machen. Es ist wichtig, den Blutzuckerspiegel während einer Krankheit regelmäßiger zu überwachen und mit einem Arzt zu sprechen, wenn er dauerhaft hoch oder niedrig ist.

Die Einhaltung der Medikamente ist entscheidend, um den Blutzuckerspiegel konstant zu halten und Probleme zu vermeiden. Die Einnahme der von einem Arzt verschriebenen Medikamente und die Teilnahme an regelmäßigen Nachuntersuchungen tragen dazu bei, dass Diabetes effektiv behandelt wird.

Die Begrenzung des Alkoholkonsums und die Vermeidung übermäßigen Trinkens können dazu beitragen, Blutzuckerveränderungen vorzubeugen und das

Risiko einer Hypoglykämie (niedriger Blutzucker) und Hyperglykämie (hoher Blutzucker) zu senken. Alkohol kann die Behandlung von Diabetes beeinträchtigen und dazu führen, dass der Blutzuckerspiegel unvorhersehbar schwankt. Trinken Sie daher verantwortungsbewusst und zusammen mit den Mahlzeiten.

Die Überwachung des Blutzuckerspiegels ist ein wichtiger Bestandteil der Behandlung von Typ-2-Diabetes und der Verbesserung der allgemeinen Gesundheit und des Wohlbefindens. Personen mit Typ-2-Diabetes können eine optimale Blutzuckerkontrolle erreichen und einen gesunden Lebensstil aufrechterhalten, indem sie die Bedeutung der Blutzuckerkontrolle verstehen, effiziente Überwachungsinstrumente verwenden und proaktive Maßnahmen zur Bewältigung von Lebensstilfaktoren ergreifen. Regelmäßige Kommunikation mit einem Arzt ist für die Entwicklung einer spezifischen Diabetes-Behandlungsstrategie und die Bewältigung etwaiger Probleme oder Hindernisse, die auf dem Weg dorthin auftreten, von entscheidender Bedeutung. Menschen mit Typ-2-Diabetes können mit Engagement, Unterstützung und Selbstbestimmung ihre Gesundheit verwalten und erfolgreich sein.

Am Ende unserer Reise durch das Mediterranean Air Fryer Cookbook for Type 2 Diabetes Prevention ist es wichtig, über die Menge an gewonnenem Wissen und das transformative Potenzial nachzudenken, das es für Menschen bietet, die sich mit den Feinheiten der Diabetesversorgung auseinandersetzen müssen. Auf dieser kulinarischen Reise haben wir uns mit der komplexen Beziehung zwischen Ernährung, Gesundheit und Lebensstil befasst und dabei die unglaubliche Kraft der Mittelmeerdiät als Grundlage für die Diabetes-Prävention und das allgemeine Wohlbefinden aufgezeigt. Am Ende dieser gastronomischen Reise ist es wichtig, sich daran zu erinnern, welch enormen Einfluss kleine Anpassungen der Essgewohnheiten und des Lebensstils auf unsere Gesundheitsergebnisse haben können. Die Mittelmeerdiät, die für ihren Überfluss an frischem Obst und Gemüse, Vollkornprodukten, magerem Eiweiß und herzgesunden Fetten bekannt ist, gilt als Hoffnungsträger und Hoffnungsträger im Kampf gegen Diabetes. Indem wir die Prinzipien dieses altehrwürdigen Ernährungsmusters übernehmen, begeben wir uns auf eine Reise der Ernährung, Vitalität und Stärkung und befreien uns von den Grenzen der Krankheit, um ein Leben voller Fülle und Vitalität zu beginnen.

Im Mittelpunkt der mediterranen Ernährung steht eine tiefe Wertschätzung für den natürlichen Reichtum der Erde, die die leuchtenden Aromen, Farben und Texturen vollwertiger, unverarbeiteter Lebensmittel würdigt. Von den sonnenverwöhnten Küsten Griechenlands bis zu den rustikalen Hügeln Italiens erzählt jeder Artikel eine Geschichte von Widerstandsfähigkeit, Anpassung und Nahrung und ruft uns dazu auf, die Freude und das Wunder wiederzuentdecken, unseren Körper und unsere Seele mit der Fülle des Landes und des Meeres zu versorgen.

Während unserer kulinarischen Entdeckungsreise entdeckten wir eine Schatzkammer köstlicher Rezepte, die alle sorgfältig zusammengestellt wurden, um die reichen kulinarischen Traditionen des Mittelmeerraums zu würdigen und gleichzeitig den spezifischen

Ernährungsbedürfnissen von Menschen mit Typ-2-Diabetes gerecht zu werden. Von herzhaften Frühstücks-Frittatas über köstliche Meeresfrüchtegerichte bis hin zu verlockenden Gemüsemischungen – unsere Heißluftfritteuse ist eine vielseitige Leinwand für kulinarische Kreativität und verwandelt Alltagsgegenstände in kulinarische Meisterwerke, die die Sinne befriedigen und die Seele nähren.

Über den Bereich der Rezepte hinaus gibt es jedoch eine tiefere Einladung: sich einer Philosophie des achtsamen Essens, des bewussten Lebens und des ganzheitlichen Wohlbefindens anzuschließen. Wenn wir jeden Bissen voller Dankbarkeit und Absicht genießen, entwickeln wir eine stärkere Verbindung zu den Lebensmitteln, die wir essen, dem Land, aus dem sie stammen, und den Menschen, die sie auf unseren Tisch bringen. In den ruhigen Momenten der Essenszubereitung und der gemeinsamen Gesellschaft entdecken wir die wahre Bedeutung von Ernährung – die Alchemie von Liebe, Gemeinschaft und Nahrung, die uns auf unserer Reise durch das Leben am Laufen hält.

Wenn wir uns von den Seiten dieses Kochbuchs verabschieden, lassen Sie uns die gewonnenen Erkenntnisse und Weisheiten in unser tägliches Leben tragen und sie mit dem Geist des Mittelmeers erfüllen – einem Teppich aus Aromen, Traditionen und Werten, der Grenzen überschreitet und uns zusammenbringt in einer gemeinsamen Feier der Fülle des Lebens. Erinnern wir uns an unsere Vorfahren, die das Land mit Respekt und Dankbarkeit bewirtschafteten und ein Erbe der Widerstandsfähigkeit, des Einfallsreichtums und des Wissens hinterließen, das uns auch heute noch inspiriert und leitet.

Lassen Sie uns angesichts der Not durch die Erkenntnis gestärkt werden, dass wir nicht allein sind – dass wir diesen Weg gemeinsam gehen, Hand in Hand, verbunden durch ein gemeinsames Engagement für Gesundheit, Vitalität und Wohlbefinden. Ermutigen wir uns gegenseitig mit Liebe, Mitgefühl und Verständnis und denken wir daran, dass jeder Schritt vorwärts, egal wie klein, ein Triumph des menschlichen Geistes ist – ein

Denkmal unserer Hartnäckigkeit, unseres Mutes und unserer unermüdlichen Entschlossenheit, unsere Gesundheit und unser Leben wiederherzustellen.

Lassen Sie uns die vor uns liegenden Chancen mit Hoffnung, Optimismus und unerschütterlichem Glauben an unsere Fähigkeit nutzen, die Probleme des Lebens zu meistern und trotz Widrigkeiten erfolgreich zu sein. Denn jedes Kapitel unseres Lebens verspricht einen Neuanfang, neue Entdeckungen und neue Möglichkeiten, unser volles Potenzial auszuschöpfen und das Wunder des Lebens zu schätzen.

Möge dieses Kochbuch eine Quelle der Inspiration, Orientierung und Ermutigung auf Ihrem Weg zu Gesundheit und Wohlbefinden sein. Mögen seine Rezepte Ihren Körper nähren, Ihren Geist stärken und Ihre Sinne für die grenzenlosen Möglichkeiten öffnen, die in jedem Augenblick vorhanden sind. Und mögen Sie dieser Reise mit Anmut, Zuversicht und dem festen Vorsatz folgen, Ihr bestes Leben zu führen – eine wunderbare Mahlzeit nach der anderen.

Denken Sie schließlich daran, dass Sie die Kraft haben, Ihre Gesundheit zu verbessern und Ihre Vitalität wiederherzustellen. Jede bewusste Entscheidung, jede gesunde Mahlzeit und jeder Schritt in Richtung Ihrer Träume bestätigen Ihre angeborenen Verdienste und umfassen das grenzenlose Potenzial, das in Ihrem Herzen lebt. Gehen Sie also mit Zuversicht, Überzeugung und der Gewissheit, dass Sie alles verdienen, was das Leben zu bieten hat, voran. Jeder Atemzug, jeder Herzschlag und jeder Moment bewusster Wahrnehmung markiert einen Neuanfang auf dem Weg zu Gesundheit und Wohlbefinden. Umfassen Sie es voll und ganz mit Freude und lassen Sie Ihr Licht hell leuchten, damit alle es sehen können.